© Copyright (2023) Carolina Bellucci

Avviso sui diritti d'autore

Nessuna parte di questo libro può essere riprodotta in qualsiasi forma o con qualsiasi mezzo elettronico o meccanico, compresi i sistemi di archiviazione e recupero delle informazioni, senza il permesso scritto dell'autore.

La registrazione di questa pubblicazione è severamente vietata e qualsiasi archiviazione di questo documento non è consentita senza il permesso scritto dell'editore.

Tutti i diritti riservati. I rispettivi autori possiedono tutti i diritti d'autore non detenuti dall'editore.

Le immagini all'interno di questo libro sono dei rispettivi proprietari, concesse all'Autore in licenza Royalty-Free.

Tutti i marchi commerciali, marchi di servizio, nomi di prodotti e le caratteristiche di qualsiasi nome menzionato in questo libro sono considerati di proprietà dei rispettivi proprietari e sono utilizzati solo come riferimento. Non è implicita alcuna approvazione quando utilizziamo uno di questi termini.

Responsabilità limitata – Dichiarazione di non responsabilità

Tieni presente che il contenuto di questo libro si basa sull'esperienza personale e su varie fonti di informazione ed è solo per uso personale.

Si prega di notare che le informazioni contenute in questo documento sono solo a scopo educativo e di intrattenimento e non sono dichiarate o implicite garanzie di alcun tipo.

I lettori riconoscono che l'autore non è impegnato nella fornitura di consulenza legale, finanziaria o professionale. Si prega di consultare un professionista autorizzato prima di provare qualsiasi tecnica descritta in questo libro.

Niente in questo libro intende sostituire il buon senso, la contabilità legale o la consulenza professionale e intende solo informare.

Le tue circostanze particolari potrebbero non essere adatte all'esempio illustrato in questo libro; in effetti, probabilmente non lo saranno.

Dovresti utilizzare le informazioni contenute in questo libro a tuo rischio e pericolo. Il lettore è responsabile delle sue azioni.

Le informazioni fornite nel presente documento sono dichiarate veritiere e coerenti, in quanto qualsiasi responsabilità, in termini di disattenzione o altro, derivante da qualsiasi utilizzo o abuso di qualsiasi politica, processo o istruzione contenuta all'interno è di esclusiva e totale responsabilità del lettore destinatario.

Leggendo questo libro, il lettore accetta che in nessuna circostanza l'autore sarà responsabile per eventuali perdite, dirette o indirette, subite come risultato dell'uso delle informazioni contenute in questo documento, inclusi, ma non limitati a, errori, omissioni o imprecisioni.

Sommario

1. Introduzione alla Dieta Cheto Carnivora

Sembra che tu sia interessato a intraprendere un viaggio nel mondo della dieta cheto carnivora, una combinazione unica della dieta chetogenica e di un regime alimentare basato esclusivamente su cibi di origine animale. Questo percorso non solo promette benefici per la salute fisica, ma anche un ritorno a un modello alimentare più essenziale e naturale.

Perché Scegliere la Dieta Cheto Carnivora?

La dieta cheto carnivora offre vari vantaggi:

Perdita di Peso: Il tuo corpo entra in uno stato di chetosi, bruciando grassi invece di carboidrati per energia, il che può portare a una perdita di peso significativa.

Energia Aumentata e Migliore Concentrazione Mentale: La dieta può aiutare ad aumentare i livelli di energia e migliorare la concentrazione mentale.

Semplicità e Chiarezza Alimentare: Un regime alimentare limitato a pochi alimenti può ridurre lo stress nella scelta dei pasti quotidiani e migliorare la tua relazione con il cibo.

Chetosi: Il Principio Fondamentale

La chetosi è un elemento chiave di questa dieta. È importante comprendere come raggiungere e mantenere questo stato metabolico per sfruttare al meglio i benefici della dieta cheto carnivora. La chetosi può aiutare nella perdita di peso e nell'ottimizzazione della salute generale.

Aspettative e Obiettivi

Intraprendere la dieta cheto carnivora richiede impegno e dedizione. È essenziale stabilire obiettivi realistici e gestire le proprie aspettative. Questo libro ti guiderà passo dopo passo attraverso questo processo.

Un Ritorno alle Radici Alimentari

La dieta cheto carnivora non è solo una tendenza moderna, ma un ritorno alle abitudini alimentari dei nostri antenati, che si basavano principalmente su carne e altri prodotti animali per sopravvivere. Questo regime alimentare può essere considerato un adattamento di quelle abitudini antiche ai tempi moderni.

Inizia il Tuo Viaggio

Se sei pronto a iniziare questo viaggio verso una versione più sana e energica di te stesso, la dieta cheto carnivora potrebbe essere il percorso giusto per te. Con le conoscenze, le strategie e le risorse fornite, potrai trasformare la tua vita, promuovere una salute ottimale e aumentare la tua consapevolezza del benessere personale.

Ricorda, come con qualsiasi cambiamento significativo nella dieta, è sempre consigliabile consultare un medico o un nutrizionista qualificato prima di iniziare, specialmente se hai condizioni di salute preesistenti o particolari esigenze dietetiche.

La dieta cheto carnivora rappresenta un affascinante incrocio tra due filosofie alimentari: la dieta chetogenica e quella carnivora. Entrambe hanno guadagnato popolarità negli ultimi anni, ma la loro fusione in un unico regime alimentare rappresenta una novità per molti. Conoscere in profondità questa dieta e capire come si differenzia da altre proposte nutrizionali è fondamentale per chiunque sia interessato a esplorarne i benefici.

La dieta cheto carnivora, come suggerisce il nome, combina i principi della dieta chetogenica con quelli di una dieta basata esclusivamente su alimenti di origine animale. Tradizionalmente, la dieta chetogenica è ricca di grassi, moderata in proteine e molto bassa in carboidrati, progettata per portare il corpo in uno stato di chetosi. In questo stato, il corpo brucia grassi per energia anziché carboidrati. La componente carnivora della dieta si concentra sull'eliminazione di tutti gli alimenti vegetali, puntando su carne, pesce, uova e, in alcuni casi, su determinati prodotti lattiero-caseari.

Per capire la dieta cheto carnivora, è utile esaminare il suo contesto evolutivo. Gli esseri umani, per gran parte della loro storia, hanno seguito diete che erano essenzialmente carnivore, soprattutto in ambienti dove le risorse vegetali erano scarse o stagionali. Questo tipo di alimentazione ha plasmato il nostro metabolismo, rendendo il nostro corpo abile nel metabolizzare grassi e proteine per energia. La dieta cheto carnivora moderna si ispira a questo modello alimentare ancestrale, proponendosi come un ritorno a un regime più naturale per l'organismo umano.

La principale distinzione tra la dieta cheto carnivora e altre diete popolari, come la dieta mediterranea o vegana, sta nella composizione dei macronutrienti e nella sorgente di questi nutrienti. Mentre diete come quella mediterranea includono un'ampia varietà di alimenti vegetali e pongono un'enfasi sui grassi salutari come l'olio d'oliva, la dieta cheto carnivora esclude quasi completamente i carboidrati e si basa su grassi e proteine di origine animale. Questa differenza non riguarda solo la scelta degli alimenti, ma anche l'impatto metabolico sul corpo.

Un aspetto fondamentale che distingue la dieta cheto carnivora è il suo obiettivo di mantenere il corpo in uno stato di chetosi. Questo è un processo metabolico che avviene quando il corpo non ha abbastanza glucosio (la principale fonte di energia derivata dai carboidrati) e inizia a bruciare i grassi per energia, producendo corpi chetonici. Questo stato di chetosi è naturalmente raggiunto attraverso una restrizione severa dei carboidrati, che è una caratteristica intrinseca della dieta carnivora.

Molti sostenitori della dieta cheto carnivora riportano benefici come perdita di peso, miglioramento della concentrazione mentale, maggiore energia e stabilizzazione dei livelli di zucchero nel sangue. Tuttavia, come per qualsiasi regime alimentare, ci sono considerazioni importanti da tenere a mente. La dieta cheto carnivora è radicalmente diversa dalle diete standard occidentali e può richiedere un periodo di adattamento, durante il quale alcuni possono sperimentare sintomi come la "keto flu".

Nonostante i potenziali benefici, la dieta cheto carnivora affronta critiche, principalmente per la sua natura estrema e la mancanza di diversità alimentare. Critici sostengono che la dieta possa portare a carenze nutrizionali e mettono in dubbio la sostenibilità di un tale regime a lungo termine. Inoltre, c'è preoccupazione per l'impatto ambientale di una dieta così centrata sul consumo di carne.

È cruciale comprendere che la dieta cheto carnivora può non essere adatta a tutti. La genetica individuale, le condizioni di salute preesistenti e le preferenze personali giocano un ruolo importante nell'efficacia e nella sostenibilità di questa dieta. Prima di iniziare un cambiamento così significativo, è consigliabile consultare un medico o un nutrizionista per assicurarsi che sia un percorso adatto.

In sintesi, la dieta cheto carnivora offre un approccio unico all'alimentazione che si distingue nettamente dalle diete convenzionali. Attraverso la sua enfasi su grassi e proteine di origine animale e l'esclusione quasi totale dei carboidrati, promette benefici come la perdita di peso e una migliore salute metabolica. Tuttavia, come per ogni dieta, è fondamentale approcciarsi con consapevolezza, comprensione delle proprie esigenze personali e, se necessario, sotto la guida di professionisti della salute.

La dieta carnivora nell'alimentazione umana ha una storia lunga e complessa che risale agli albori dell'umanità. Capire questo passato ci aiuta a comprendere meglio il contesto e l'evoluzione della dieta cheto carnivora moderna. Esplorando i vari aspetti e le tappe chiave della storia della dieta carnivora, possiamo apprezzare come e perché questo tipo di alimentazione abbia avuto un ruolo così significativo nella nostra evoluzione.

La storia della dieta carnivora comincia con i nostri antenati preistorici. Gli studi antropologici suggeriscono che, mentre i primi ominidi erano prevalentemente onnivori, con una dieta che comprendeva frutti, noci e radici, con l'evoluzione del genere Homo, si verificò un cambiamento significativo. L'Homo habilis e, successivamente, l'Homo erectus iniziarono a includere più carne nella loro dieta, grazie allo sviluppo di strumenti più efficaci per la caccia e il taglio della carne.

L'Homo erectus, in particolare, è spesso citato come il primo vero cacciatore nella nostra linea evolutiva. Questa specie, con le sue abilità avanzate nella caccia e nella macellazione, poté accedere a una fonte di cibo ad alta densità energetica: la carne. Questo apporto nutrizionale permise un rapido sviluppo del cervello, portando a una maggiore intelligenza e capacità cognitive, elementi chiave per la sopravvivenza e l'evoluzione dell'Homo sapiens.

Durante il Paleolitico, l'età della pietra, la caccia e la raccolta rimasero le principali attività per procurarsi il cibo. La dieta era composta principalmente da carne, pesce, frutta e verdura selvatica. Le ricerche suggeriscono che i nostri antenati consumavano una quantità significativa di carne, specialmente in regioni dove le risorse vegetali erano limitate o stagionali. La capacità di sfruttare diverse fonti di cibo, inclusa la carne, fu fondamentale per la sopravvivenza umana in vari ambienti.

Con l'avvento dell'agricoltura e la nascita delle prime civiltà, la dieta umana subì un cambiamento, con un incremento nel consumo di cereali e alimenti coltivati. Tuttavia, la carne continuò a essere una parte importante dell'alimentazione umana. In molte culture, il consumo di carne era associato a status sociale, celebrazioni e riti religiosi, evidenziando il suo ruolo non solo come nutriente ma anche come simbolo culturale.

L'industrializzazione portò cambiamenti significativi nelle abitudini alimentari. L'introduzione dell'allevamento intensivo e della refrigerazione permise una disponibilità più ampia e costante di carne. Tuttavia, questo portò anche a dibattiti sull'etica della produzione di carne e sul suo impatto ambientale, tematiche ancora molto attuali.

Nel XX e XXI secolo, abbiamo assistito a un rinnovato interesse per diete ad alto contenuto proteico, in particolare con l'emergere di movimenti come la dieta Paleo, che enfatizza un ritorno a un tipo di alimentazione per agricoltura, ricca di carne e povera di carboidrati trasformati. Questa tendenza ha gettato le basi per la popolarità della dieta cheto carnivora moderna.

Oggi, la dieta carnivora è spesso adottata per motivi di salute, come la perdita di peso o il miglioramento del metabolismo. Tuttavia, essa porta con sé sia sfide che opportunità. Da un lato, c'è il dibattito sull'equilibrio nutrizionale e l'impatto a lungo termine sulla salute. Dall'altro, vi è un crescente interesse per l'approccio low-carb e le sue potenzialità nel controllo di condizioni come il diabete e l'obesità.

La dieta carnivora nella storia umana è stata più di una semplice scelta alimentare; è stata una necessità evolutiva, un simbolo culturale e ora una scelta di stile di vita. La sua recente fusione con la dieta chetogenica ha portato a un nuovo approccio nutrizionale, che, sebbene radicato nella nostra storia, è al contempo moderno e controverso. Comprendere questa storia ci aiuta a navigare meglio nel panorama attuale delle diete, valutando con cognizione di causa i benefici e i rischi associati a questo tipo di alimentazione.

La dieta cheto carnivora, un regime alimentare che combina la restrizione dei carboidrati con un consumo elevato di proteine e grassi di origine animale, sta guadagnando popolarità per i suoi potenziali benefici per la salute. Questo approccio nutrizionale, che mette in evidenza i vantaggi di una dieta ricca di carne e povera di carboidrati, è stato collegato a una serie di miglioramenti nella salute fisica e mentale. In questo approfondimento, esploreremo in dettaglio i vantaggi principali e i potenziali benefici per la salute della dieta cheto carnivora.

Uno dei benefici più evidenti e ricercati della dieta cheto carnivora è la perdita di peso. La riduzione drastica dell'assunzione di carboidrati costringe il corpo a bruciare i grassi come fonte primaria di energia, un processo noto come chetosi. I chetosi non solo aiutano a bruciare il grasso corporeo esistente ma riduce anche l'appetito, rendendo più facile il mantenimento di un deficit calorico. Diversi studi hanno dimostrato che le diete a basso contenuto di carboidrati sono efficaci nella perdita di peso, soprattutto nel breve termine, e possono essere più efficienti di diete a basso contenuto di grassi.

La dieta cheto carnivora può avere un impatto significativo sui livelli di zucchero nel sangue. La riduzione dei carboidrati limita i picchi di glucosio e insulina, risultando particolarmente vantaggiosa per le persone con resistenza all'insulina o diabete di tipo 2. Alcuni studi hanno osservato miglioramenti nei livelli di emoglobina A1c, un indicatore del controllo della glicemia a lungo termine, in persone che seguono una dieta a basso contenuto di carboidrati.

Contrariamente alla percezione comune, la dieta cheto carnivora può essere benefici per la salute del cuore. Un'assunzione elevata di grassi saturi, tipica di questa dieta, non necessariamente aumenta il rischio di malattie cardiovascolari. Studi recenti suggeriscono che diete a basso contenuto di carboidrati possono migliorare i profili lipidici, aumentando il colesterolo HDL (il "buono") e riducendo i trigliceridi, entrambi fattori protettivi contro le malattie cardiache.

Un altro vantaggio della dieta cheto carnivora è il potenziale miglioramento della funzione cognitiva. Il cervello può utilizzare i corpi chetonici prodotti durante i chetosi come fonte alternativa di energia. Questo può portare a una maggiore chiarezza mentale e concentrazione. Alcune ricerche suggeriscono che una dieta chetogenica può avere benefici neuro protettivi, potenzialmente riducendo il rischio di disturbi neurodegenerativi come il morbo di Alzheimer e il Parkinson.

La dieta cheto carnivora può beneficiare la salute digestiva, specialmente per coloro che sono sensibili a certi tipi di carboidrati o soffrono di disturbi gastrointestinali. La rimozione di alimenti ricchi di fibre e carboidrati fermentabili, come cereali e legumi, può ridurre i sintomi di gonfiore, gas e irritazione intestinale in alcune persone.

La riduzione dell'infiammazione è un altro potenziale beneficio della dieta cheto carnivora. Alcuni studi indicano che i chetosi può ridurre l'infiammazione sistemica, che è un fattore contribuente a molte malattie croniche. Questo effetto antinfiammatorio può essere particolarmente utile per persone con condizioni autoimmuni o infiammatorie croniche come l'artrite reumatoide.

La dieta cheto carnivora può portare benefici anche alla salute della pelle. La riduzione dell'assunzione di zuccheri e carboidrati raffinati può diminuire l'incidenza di acne e altri problemi cutanei. Inoltre, la dieta ricca di grassi può contribuire a una pelle più idratata e sana.

Uno degli aspetti più apprezzati della dieta cheto carnivora è la riduzione dell'appetito e un miglioramento della sazietà. I grassi e le proteine hanno un alto potere saziante, aiutando a ridurre la fame e a limitare l'apporto calorico complessivo. Ciò rende la dieta cheto carnivora particolarmente efficace per coloro che lottano con il controllo dell'appetito e la gestione del peso.

Sebbene l'adattamento iniziale alla dieta possa portare a una riduzione temporanea delle prestazioni fisiche, molti atleti riferiscono miglioramenti una volta adattati ai chetosi. I benefici includono maggiore resistenza, ridotta dipendenza dai carboidrati come fonte di energia e una migliore gestione del peso corporeo.

L'impatto ambientale della dieta cheto carnivora è un tema di discussione. Scegliere fonti di carne da allevamenti sostenibili e responsabili può ridurre l'impatto ambientale. È importante considerare l'origine della carne e praticare un consumo consapevole.

La ricerca sugli effetti a lungo termine della dieta cheto carnivora è ancora in corso. Sebbene gli studi a breve termine indichino benefici, è essenziale una valutazione continua, specialmente per quanto riguarda l'impatto su vari aspetti della salute umana.

La dieta cheto carnivora offre una serie di vantaggi e potenziali benefici per la salute, dalla perdita di peso al miglioramento della salute del cuore e della funzione cognitiva. Tuttavia, come per ogni regime alimentare, è cruciale valutare attentamente la propria situazione individuale e consultare professionisti della salute prima di intraprendere cambiamenti significativi nella dieta.

I chetosi è un processo metabolico fondamentale nella dieta cheto carnivora. Questo stato fisiologico si verifica quando il corpo, in assenza di carboidrati sufficienti, inizia a bruciare i grassi per produrre energia. Comprendere i chetosi è essenziale per chiunque si avvicini alla dieta cheto carnivora, in quanto è il principio su cui si basa l'efficacia di questo regime alimentare.

Quando si consumano carboidrati, il corpo li converte in glucosio, che viene poi utilizzato come fonte principale di energia. Il glucosio in eccesso viene immagazzinato nel fegato e nei muscoli sotto forma di glicogeno. In condizioni normali, il nostro corpo preferisce il glucosio come fonte di energia perché è più facile da metabolizzare. Tuttavia, quando l'assunzione di carboidrati è drasticamente ridotta, le riserve di glicogeno si esauriscono, costringendo il corpo a cercare un'alternativa energetica.

È qui che entra in gioco i chetosi. In assenza di glucosio, il corpo inizia a bruciare i grassi per produrre energia. Questo processo comporta la trasformazione dei grassi in acidi grassi e corpi chetonici nel fegato. I corpi chetonici, in particolare il beta idrossibutirrato, l'acetone e l'aceto acetato, diventano la nuova fonte di energia per il corpo, sostituendo il glucosio.

Un aspetto interessante dei chetosi è che non solo fornisce energia al corpo, ma offre anche energia al cervello. Il cervello normalmente utilizza il glucosio come fonte di energia, ma può utilizzare efficacemente i corpi chetonici quando il glucosio è scarso. Questo è un vantaggio evolutivo che ha permesso ai nostri antenati di sopravvivere in periodi di scarsità alimentare.

La transizione ai chetosi può richiedere da pochi giorni a una settimana, a seconda del metabolismo individuale e del grado di riduzione dei carboidrati. Durante questa fase di transizione, alcune persone possono sperimentare la cosiddetta "keto flu", un insieme di sintomi che possono includere mal di testa, affaticamento, irritabilità, nausea e difficoltà di concentrazione. Questi sintomi sono temporanei e di solito si risolvono una volta che il corpo si adatta completamente ai chetosi.

Uno degli aspetti più importanti della chetosi è il suo potenziale impatto sulla perdita di peso. Poiché il corpo utilizza i grassi immagazzinati per produrre energia, si verifica una riduzione del grasso corporeo. Questo processo è particolarmente efficace perché i chetosi riduce anche il senso di fame, facilitando così il mantenimento di un deficit calorico.

Oltre alla perdita di peso, i chetosi sono stati studiati per i suoi potenziali benefici nel trattamento di varie condizioni, tra cui l'epilessia, il diabete di tipo 2 e le malattie neurodegenerative. In particolare, la dieta chetogenica è stata utilizzata per trattare l'epilessia resistente ai farmaci nei bambini fin dagli anni '20 del XX secolo.

Nel contesto della dieta cheto carnivora, raggiungere i chetosi richiede non solo una drastica riduzione dei carboidrati, ma anche un'adeguata assunzione di proteine e grassi. È importante bilanciare l'assunzione di proteine, in quanto un eccesso può portare alla gluconeogenesi, un processo in cui il corpo converte le proteine in glucosio, potenzialmente interferendo con lo stato di chetosi.

I chetosi possono essere monitorati in vari modi, tra cui test del respiro, strisce reattive per l'urina e misuratori di chetoni nel sangue. Questi strumenti possono aiutare le persone a determinare se si trovano in uno stato di chetosi e a regolare la loro dieta di conseguenza.

Mentre i chetosi offrono diversi benefici potenziali, è importante riconoscere che non è adatta a tutti. Le persone con determinate condizioni mediche, come problemi al fegato o ai reni, dovrebbero consultare un medico prima di iniziare una dieta cheto carnivora. Inoltre, è fondamentale garantire che la dieta rimanga nutrizionalmente equilibrata, fornendo al corpo tutti i nutrienti essenziali necessari per un funzionamento ottimale.

In conclusione, i chetosi è un processo fisiologico complesso con numerosi potenziali benefici per la salute. Nella dieta cheto carnivora, il raggiungimento e il mantenimento dei chetosi sono essenziali per massimizzare questi benefici. Tuttavia, come per qualsiasi significativo cambiamento alimentare, è importante avvicinarsi alla dieta cheto carnivora con una comprensione approfondita dei suoi principi, ascoltando il proprio corpo e, se necessario, con la guida di un professionista della salute.

Impostare aspettative realistiche e definire obiettivi a breve e lungo termine è cruciale quando si inizia un regime alimentare come la dieta cheto carnivora. Questo approccio nutrizionale, che pone l'accento su un consumo elevato di proteine e grassi di origine animale e una drastica riduzione dei carboidrati, può portare a cambiamenti significativi nel corpo e nello stile di vita.

Nelle prime fasi della dieta cheto carnivora, è importante stabilire aspettative realistiche, soprattutto riguardo alla transizione metabolica e ai suoi effetti. Uno degli aspetti più evidenti e iniziali è la perdita di peso. Molti individui sperimentano una rapida diminuzione del peso nei primi giorni, ma è importante riconoscere che gran parte di questo è dovuta alla perdita di acqua e al d'espletamento delle riserve di glicogeno, piuttosto che alla perdita di grasso corporeo significativa.

Durante la fase iniziale, il corpo attraversa un periodo di adattamento, noto come "keto flu", caratterizzato da sintomi come stanchezza, mal di testa e irritabilità. Questi sintomi sono temporanei e di solito si risolvono entro una settimana. È essenziale avere pazienza e non scoraggiarsi durante questo periodo, poiché il corpo si sta adattando a un nuovo modo di produrre energia.

Nel breve termine, gli obiettivi dovrebbero concentrarsi sull'adattamento alla dieta e sull'acquisizione di abitudini alimentari coerenti con il regime cheto carnivoro. Questo include:

- Imparare a scegliere e preparare alimenti che rispettino i principi della dieta.
- Monitorare l'assunzione di macronutrienti per garantire il mantenimento dello stato di chetosi.
- Gestire i sintomi dell'adattamento iniziale e trovare strategie per ridurre gli effetti della "keto flu".
- Sviluppare una routine regolare di pasti che si adatti allo stile di vita e ai requisiti nutrizionali.

- Inoltre, è importante iniziare a monitorare i cambiamenti fisici e di benessere, come la perdita di peso, i livelli di energia e i miglioramenti nella concentrazione mentale. Questi indicatori aiutano a regolare la dieta e a fare aggiustamenti se necessario.

A lungo termine, gli obiettivi dovrebbero concentrarsi sulla sostenibilità della dieta e sui benefici per la salute a lungo termine. Ciò include:

- Mantenere una perdita di peso sostenibile e realistica, evitando aspettative irrealistiche.
- Monitorare e gestire eventuali effetti collaterali o problemi di salute legati alla dieta.
- Valutare l'impatto della dieta sulla salute generale, inclusi i parametri come il colesterolo, la pressione sanguigna e i livelli di zucchero nel sangue.
- Integrare la dieta con un piano di esercizi fisici per migliorare la salute cardiovascolare e la forza muscolare.
- Esplorare e adattarsi alla dieta per garantire che soddisfi le esigenze nutrizionali a lungo termine.

Adottare e mantenere una dieta cheto carnivora può presentare sfide, sia a livello fisico che psicologico. Le restrizioni alimentari possono essere difficili da gestire in situazioni sociali e possono richiedere un impegno significativo per pianificare i pasti e le spese alimentari. Inoltre, è importante considerare l'impatto della dieta sul benessere emotivo e sui rapporti sociali.

Una componente chiave per raggiungere gli obiettivi sia a breve che a lungo termine è ascoltare il proprio corpo. Ogni individuo reagisce diversamente alla dieta cheto carnivora, e ciò che funziona per una persona potrebbe non essere adatto per un'altra. È fondamentale essere attenti ai segnali del corpo e apportare modifiche alla dieta se necessario.

Per coloro che sono nuovi alla dieta cheto carnivora, è consigliabile consultare un medico o un nutrizionista, soprattutto se si hanno condizioni di salute preesistenti. Un professionista può fornire linee guida su come adattare la dieta alle esigenze individuali e garantire che vengano soddisfatte tutte le esigenze nutrizionali.

La sostenibilità a lungo termine della dieta cheto carnivora è influenzata anche dagli aspetti psicologici e sociali. La gestione delle situazioni sociali che coinvolgono cibo, come cene con amici o eventi familiari, richiede flessibilità e pianificazione. È anche importante considerare l'impatto psicologico della dieta, come il rapporto con il cibo e l'immagine corporea.

Per molti, uno degli obiettivi principali a lungo termine è la gestione del peso. È importante capire che la perdita di peso sulla dieta cheto carnivora non è sempre lineare e può variare nel tempo. Stabilire obiettivi di peso realistici e concentrarsi sulla salute metabolica complessiva piuttosto che sui soli numeri sulla bilancia può portare a una visione più equilibrata e sana del proprio corpo.

Mantenere la dieta cheto carnivora a lungo termine presenta delle sfide uniche. È importante capire che questa dieta non è solo una soluzione a breve termine per la perdita di peso, ma può essere adottata come un cambiamento di stile di vita. Per far ciò, è essenziale un approccio olistico che consideri sia la salute fisica che il benessere emotivo.

In sintesi, l'adozione della dieta cheto carnivora come stile di vita a lungo termine richiede un approccio equilibrato e olistico. Aspettative realistiche, obiettivi ben definiti, attenzione alla nutrizione, alla salute fisica e psicologica, e una disposizione all'apprendimento e all'adattamento sono tutti elementi chiave per il successo e la sostenibilità di questa dieta. Con il giusto approccio e il supporto, la dieta cheto carnivora può essere più di un semplice piano alimentare; può diventare un percorso verso un benessere complessivo e duraturo.

2. L'Evoluta Semplicità della Dieta Carnivora

La dieta carnivora, nella sua forma più essenziale, è un ritorno alle origini dell'alimentazione umana. Questo capitolo, "L'Evoluta Semplicità della Dieta Carnivora", esplora la natura intrinsecamente semplice ma profondamente evoluta di questo regime alimentare. Sebbene possa sembrare una scelta drastica nel contesto moderno, ricco di opzioni alimentari, la dieta carnivora riflette in realtà un sistema alimentare che ha sostenuto l'umanità per migliaia di anni.

Nelle prime comunità umane, la caccia e il consumo di carne erano non solo attività quotidiane ma anche fondamentali per la sopravvivenza. Questo tipo di dieta non era una scelta stilistica o di salute, ma una necessità dettata dalle condizioni ambientali e dalla disponibilità di cibo. I nostri antenati erano consumatori esperti di carne, utilizzando ogni parte dell'animale per nutrirsi. Questo stile di vita ha avuto un impatto significativo sull'evoluzione umana, influenzando tutto, dallo sviluppo del cervello alla struttura fisica.

Nel mondo moderno, la dieta carnivora è stata riadattata e ridefinita, diventando un modello alimentare che molti scelgono per motivi di salute e benessere. La sua semplicità risiede nella chiarezza della sua esecuzione: consumare solo cibo di origine animale. Questa restrizione elimina la confusione su cosa mangiare e crea un regime alimentare facilmente comprensibile. Tuttavia, la semplicità non significa mancanza di complessità nutrizionale. La carne e altri prodotti animali forniscono un'ampia gamma di nutrienti essenziali, tra cui proteine, grassi, vitamine e minerali.

La dieta carnivora moderna non solo rispecchia un ritorno a un'alimentazione ancestrale, ma rappresenta anche una risposta alla complessità eccessiva dell'ambiente alimentare contemporaneo. In un'epoca di sovrabbondanza di scelte alimentari, molti dei quali trasformati e poco salutari, la dieta carnivora offre un rifugio nella sua semplicità. Riducendo la dieta ai suoi elementi più basilari, le persone possono ritrovare un senso di controllo e comprensione del proprio nutrimento.

Tuttavia, adottare una dieta carnivora richiede più di una semplice eliminazione dei cibi non animali. Richiede una comprensione approfondita di come fonti diverse di carne e prodotti animali possano influenzare la salute e il benessere. Implica anche un apprezzamento per la qualità e la sostenibilità della carne consumata, aspetti sempre più importanti in un mondo consapevole dell'impatto ambientale delle scelte alimentari.

La dieta carnivora moderna si è anche evoluta per includere considerazioni sulla salute a lungo termine. Mentre i nostri antenati potevano non avere il lusso di preoccuparsi degli effetti a lungo termine del loro regime alimentare, oggi abbiamo la capacità e la responsabilità di considerare come la nostra alimentazione influenzi la nostra salute nel corso degli anni. Questo significa bilanciare l'approccio carnivoro con una comprensione dei bisogni nutrizionali complessivi del corpo e un impegno per mantenere la salute a lungo termine attraverso scelte alimentari consapevoli.

La dieta carnivora rappresenta un ritorno a un modo di alimentarsi che è sia antico che sorprendentemente adatto al mondo moderno. La sua semplicità, radicata nella storia evolutiva umana, offre un approccio chiaro e diretto all'alimentazione. Tuttavia, la sua evoluzione nel contesto contemporaneo ha portato a un sistema alimentare che è consapevole della salute, della sostenibilità e del benessere a lungo termine. Questo capitolo esplorerà ulteriormente come la semplicità della dieta carnivora può essere adattata e adottata nel mondo moderno, fornendo una guida per coloro che cercano di esplorare questo percorso alimentare.

La semplicità nella dieta carnivora è un concetto che va oltre la mera restrizione alimentare. Questa dieta, che si concentra esclusivamente su alimenti di origine animale, esemplifica un ritorno alle basi dell'alimentazione, pur offrendo una complessità nutrizionale sorprendente. In questo approfondimento, esploreremo l'idea di semplicità nella dieta carnivora, analizzandone gli aspetti pratici, nutrizionali e filosofici.

1. Semplicità Pratica

Dal punto di vista pratico, la semplicità della dieta carnivora è innegabile. Eliminando i cibi vegetali, i carboidrati, gli zuccheri e i cibi trasformati, la dieta si riduce a un insieme molto ristretto di alimenti: principalmente carne, pesce, uova e alcuni prodotti lattiero-caseari. Questa limitazione elimina gran parte della complessità e dell'incertezza legate alla scelta degli alimenti, rendendo la pianificazione dei pasti e la spesa alimentare più semplici e dirette.

In un'era caratterizzata da un'abbondanza di opzioni alimentari e di diete complesse, la chiarezza della dieta carnivora offre un rifugio dalla sovrabbondanza di scelte. Non ci sono conteggi di macro o micro nutrienti da seguire, nessuna necessità di bilanciare i gruppi alimentari o di ricordare elenchi di alimenti "permessi" e "vietati". Questa semplicità può essere particolarmente liberatoria per chi si sente sopraffatto dalle complesse direttive di altre diete.

2. Semplicità Nutrizionale

Dal punto di vista nutrizionale, la dieta carnivora è sorprendentemente completa. La carne e i prodotti animali sono ricchi di nutrienti essenziali, come proteine di alta qualità, grassi, vitamine (in particolare le vitamine B12, D e A) e minerali come ferro, zinco e selenio. Questi alimenti forniscono i mattoni fondamentali per il corpo, supportando funzioni vitali come la crescita muscolare, la riparazione cellulare, e il funzionamento del sistema immunitario.

La carne, in particolare, è un alimento nutrizionalmente denso, che fornisce un grande apporto in un piccolo volume. Questa densità nutrizionale rende più semplice soddisfare i fabbisogni giornalieri senza dover consumare grandi quantità di cibo o una vasta gamma di alimenti diversi. Per molte persone, questo può significare una sensazione di sazietà e soddisfazione che dura più a lungo, riducendo la necessità di mangiare frequentemente o di fare spuntini tra i pasti.

3. Semplicità Filosofica

La semplicità della dieta carnivora va anche oltre il pratico e il nutrizionale, toccando aspetti filosofici. In un certo senso, rappresenta un ritorno a un modo di alimentarsi più istintivo e fondamentale, simile a quello dei nostri antenati cacciatori-raccoglitori. Questo ritorno alle origini può essere visto come una risposta alla complessità e all'artificialità dell'ambiente alimentare moderno, caratterizzato da cibi altamente trasformati e da un distacco dalle fonti naturali di nutrimento.

Inoltre, la semplicità filosofica della dieta carnivora si riflette nel suo approccio diretto al cibo. In un'era di diete complesse e spesso contraddittorie, questa dieta si distingue per la sua chiarezza e direzione univoca. Si allontana dai concetti moderni di "superfoods" e diete di moda, proponendo invece un ritorno a un'alimentazione più intuitiva e meno manipolata.

Questa scelta dietetica può anche essere interpretata come un rifiuto dell'industria alimentare altamente commercializzata e dei suoi prodotti ultra elaborati. In un certo senso, adottare una dieta carnivora è un atto di resistenza contro la complessità eccessiva e spesso ingannevole dell'ambiente alimentare contemporaneo.

Adottare una dieta carnivora può anche essere una scelta che riflette un desiderio di minimalismo e di essenzialità nella propria vita. In un mondo dove l'eccesso e il consumo eccessivo sono comuni, scegliere una dieta basata sulla semplicità può essere un modo per esercitare un maggior controllo sul proprio ambiente e sul proprio corpo, riducendo al minimo le distrazioni e concentrando l'attenzione su ciò che è veramente necessario.

4. Sostenibilità e Salute a Lungo Termine

Tuttavia, la semplicità della dieta carnivora non è priva di sfide e considerazioni. Una preoccupazione comune è la sua sostenibilità a lungo termine, sia dal punto di vista della salute che dell'ambiente. È essenziale per chi segue questa dieta essere consapevoli delle potenziali carenze nutrizionali, come quelle di fibre, vitamina C e alcuni iponutrienti, e considerare integratori o strategie dietetiche per compensare.

Dal punto di vista ambientale, la sostenibilità della dieta carnivora dipende in gran parte dalle pratiche agricole e di allevamento. Scegliere carne da fonti sostenibili e responsabili può aiutare a mitigare l'impatto ambientale, ma resta un argomento di dibattito e di ricerca.

5. Implicazioni Etiche e Ambientali

Non si può ignorare il dibattito etico e ambientale che circonda la dieta carnivora. Dal punto di vista etico, la scelta di consumare esclusivamente carne pone domande sul benessere animale e sulle pratiche di allevamento. Dal punto di vista ambientale, la produzione di carne è spesso associata a un significativo impatto ecologico, comprese le emissioni di gas serra, l'uso del terreno e del consumo di acqua.

Per coloro che seguono la dieta carnivora, diventa cruciale affrontare queste questioni. Questo può significare scegliere carne proveniente da allevamenti sostenibili e etici, oppure ridurre l'impatto ambientale tramite pratiche come il consumo di tagli meno richiesti o l'uso completo dell'animale.

6. Semplicità e Salute Mentale

La semplicità della dieta carnivora può avere anche implicazioni positive per la salute mentale. La riduzione delle scelte alimentari può diminuire l'ansia e lo stress legati all'alimentazione. In un mondo dove il sovraccarico di informazioni e le scelte infinite possono essere opprimenti, la chiarezza e la limitazione delle opzioni possono offrire un senso di calma e controllo.

7. Adattabilità e Personalizzazione

Nonostante la sua apparente rigidità, la dieta carnivora può essere sorprendentemente adattabile e personalizzabile. Gli individui possono sperimentare con differenti tipi di carne, varietà di cotture e livelli di consumo di grassi per trovare l'equilibrio che meglio si adatta alle loro esigenze e preferenze personali. Questa flessibilità permette agli individui di ascoltare i segnali del proprio corpo e di adattare la dieta di conseguenza, trovando un percorso che sia sostenibile e soddisfacente a lungo termine.

La semplicità nella dieta carnivora è un concetto poliedrico che va ben oltre la mera limitazione degli alimenti. Essa offre un ritorno a un modo di alimentarsi più basilare e istintivo, una via di fuga dalla complessità nutrizionale e dalle pressioni dell'ambiente alimentare moderno. Tuttavia, questa semplicità viene con delle sfide intrinseche, tra cui questioni etiche, ambientali e nutrizionali, che richiedono considerazione e gestione attenta.

Per chi sceglie questo percorso, la dieta carnivora non è solo un modo di mangiare, ma può diventare un'espressione di uno stile di vita più consapevole e riflessivo. Mentre offre un approccio semplice e diretto all'alimentazione, richiede anche un impegno per la comprensione profonda delle proprie esigenze di salute, del benessere generale e dell'impatto ambientale delle proprie scelte alimentari. In questo modo, la semplicità della dieta carnivora diventa non solo una pratica alimentare, ma anche un percorso verso una maggiore consapevolezza e responsabilità personale.

La dieta carnivora, pur essendo radicata in un approccio alimentare ancestrale, trova una notevole rilevanza e adattabilità nel contesto moderno. Questo capitolo esplora come la dieta carnivora si inserisce e si adatta al nostro ambiente moderno e allo stile di vita contemporaneo, esaminando diversi aspetti che vanno dalla praticità alla salute, dall'etica alla sostenibilità.

La vita moderna è spesso frenetica e caratterizzata da poco tempo per la preparazione dei pasti. La dieta carnivora, con il suo focus sulla carne e sulla semplicità, si adatta bene a questo ritmo. Molti pasti possono essere preparati in modo rapido e semplice, con un minimo di ingredienti e processi di preparazione. Inoltre, la crescente disponibilità di opzioni di carne di alta qualità, inclusi servizi di consegna a domicilio e mercati locali, rende più accessibile seguire questa dieta, anche per coloro con uno stile di vita impegnato.

Nell'era moderna, malattie come l'obesità, il diabete di tipo 2 e le malattie cardiovascolari sono in aumento, spesso attribuite a diete ricche di carboidrati raffinati e cibi trasformati. La dieta carnivora, eliminando i carboidrati e concentrando l'apporto nutrizionale su grassi e proteine, offre un potenziale contrasto a queste tendenze. Molti seguaci della dieta riferiscono miglioramenti nella composizione corporea, nei livelli di energia e nella salute generale, suggerendo che questo approccio alimentare potrebbe essere un antidoto efficace contro alcune delle sfide sanitarie del mondo moderno.

Uno dei dibattiti centrali nel contesto moderno riguarda la sostenibilità ambientale delle nostre scelte alimentari. La dieta carnivora pone l'accento sulla qualità e sulla provenienza della carne consumata. In un mondo sempre più consapevole dell'impatto ambientale dell'agricoltura e dell'allevamento intensivo, molti seguaci della dieta carnivora optano per carne proveniente da fonti sostenibili, come l'allevamento al pascolo, che può avere un impatto ambientale ridotto rispetto alle pratiche di allevamento intensivo.

L'ambiente alimentare moderno è caratterizzato da un'eccessiva disponibilità di cibi trasformati e da un sovraccarico di opzioni. La dieta carnivora, nella sua semplicità, offre una sorta di detossicazione da questo eccesso, proponendo un regime alimentare basato sulla qualità piuttosto che sulla quantità. Riducendo la varietà di cibi consumati, questa dieta può aiutare a ridurre la confusione alimentare e a ristabilire un rapporto più diretto e consapevole con il cibo.

La dieta carnivora può essere sorprendentemente adattabile a diversi stili di vita moderni. Che si tratti di professionisti impegnati, atleti, o individui interessati alla salute e al benessere, la dieta offre un piano nutrizionale che può essere modulato per soddisfare diverse esigenze energetiche e di salute. Inoltre, con l'aumento della consapevolezza sulla dieta e sulla salute, molti ristoranti e servizi di ristorazione stanno iniziando ad offrire opzioni che si adattano a questo regime alimentare, rendendolo più accessibile.

Adottare una dieta così radicalmente diversa dalle norme dietetiche tradizionali può avere un impatto significativo non solo sulla salute fisica, ma anche su quella psicologica e sociale. La scelta di seguire una dieta carnivora può richiedere un certo grado di resilienza sociale e una volontà di andare contro la corrente. Tuttavia, può anche essere un'opportunità per educare gli altri e avviare discussioni costruttive sulla salute, la nutrizione e l'ambiente.

In un'epoca dove le diete basate su piante e il veganismo stanno guadagnando popolarità, la dieta carnivora si pone come un netto contrasto. Questa dicotomia riflette l'ampio spettro delle filosofie alimentari nel mondo moderno e sottolinea l'importanza di un approccio personalizzato alla nutrizione, basato sulle esigenze e le reazioni individuali del corpo. La dieta carnivora, situata agli antipodi di tendenze come il veganismo e il vegetarianismo, offre un'alternativa in netto contrasto con le correnti dominanti nel pensiero alimentare moderno. Mentre queste ultime sottolineano la riduzione o l'eliminazione del consumo di carne per motivi di salute, etici o ambientali, la dieta carnivora pone l'accento sui benefici di un'alimentazione basata esclusivamente su prodotti animali. Questo contrasto evidenzia la diversità delle opzioni alimentari disponibili e la necessità di un approccio più personalizzato e meno dogmatico alla nutrizione.

La transizione a una dieta carnivora può portare a cambiamenti significativi nel corpo e nella salute. I seguaci di questa dieta spesso riferiscono una migliore chiarezza mentale, riduzione dell'infiammazione, miglioramenti nella salute della pelle, e un più efficace controllo del peso. Questi benefici possono essere particolarmente attraenti in un'epoca dove si cerca sempre più di contrastare gli effetti negativi dello stile di vita moderno.

Nel mondo moderno, caratterizzato da una vasta gamma di esigenze e condizioni di salute, la dieta carnivora può essere adattata per soddisfare specifiche esigenze nutrizionali. Ad esempio, individui che lottano con intolleranze alimentari, sensibilità ai carboidrati o condizioni infiammatorie possono trovare sollievo con questo regime alimentare. La sua natura altamente eliminata lo rende un potenziale strumento per identificare allergeni o irritanti alimentari e per gestire condizioni di salute correlate all'alimentazione.

Seguire una dieta carnivora nella società moderna può essere una sfida data la prevalenza di cibi trasformati e carboidrati. Tuttavia, questa sfida rappresenta anche un'opportunità per diventare più consapevoli delle proprie scelte alimentari e per sperimentare un approccio più intenzionale all'alimentazione. Inoltre, la crescente comunità di persone che seguono la dieta carnivora fornisce un senso di solidarietà e supporto, essenziale per mantenere questo stile di vita nel lungo termine.

La dieta carnivora può avere un impatto notevole sulla salute mentale e fisica, influenzando positivamente il benessere generale. La riduzione dei carboidrati e degli zuccheri può portare a una maggiore stabilità dell'umore e a livelli di energia più consistenti, riducendo le fluttuazioni legate ai picchi e cali glicemici. Allo stesso tempo, la dieta può aumentare la consapevolezza corporea, incoraggiando gli individui a prestare maggiore attenzione alle reazioni del proprio corpo agli alimenti consumati.

Mentre la dieta carnivora può essere sostenuta nel lungo termine, richiede un impegno costante verso la qualità e la provenienza degli alimenti. La scelta di fonti di carne etiche e sostenibili è fondamentale non solo per ragioni ambientali, ma anche per garantire la qualità nutrizionale degli alimenti consumati. Inoltre, per coloro che seguono questa dieta, è importante considerare l'aggiunta di integratori per bilanciare eventuali carenze nutrizionali.

La dieta carnivora rappresenta una scelta di stile di vita che va ben oltre la semplice decisione su cosa mangiare. È un impegno verso un modo di nutrirsi che sfida molte delle convenzioni dietetiche moderne e richiede una riflessione profonda sui propri valori, sul proprio benessere e sull'impatto delle proprie scelte alimentari. La sua adattabilità al mondo moderno è tanto una testimonianza della sua efficacia quanto una sfida alle norme alimentari prevalenti.

Adottando la dieta carnivora, gli individui possono sperimentare non solo cambiamenti fisici ma anche una nuova prospettiva sul rapporto con il cibo e la salute. Nel contesto della vita contemporanea, con le sue complessità e sfide, la dieta carnivora offre un percorso che può portare a una maggiore consapevolezza e benessere personale. Tuttavia, è fondamentale che questa scelta sia informata, considerata e adattata alle esigenze individuali, con un occhio attento alle implicazioni di salute e ambientali. In definitiva, la dieta carnivora nel contesto moderno non è solo un regime alimentare, ma può diventare una componente integrante di uno stile di vita più consapevole e intenzionale.

Il confronto tra la dieta carnivora e le diete convenzionali o vegetariane rappresenta una discussione cruciale nel mondo della nutrizione moderna. Ogni regime dietetico ha i suoi sostenitori e critici, e ciascuno offre prospettive uniche sulla salute e sul benessere. In questo capitolo, esploreremo in dettaglio come la dieta carnivora si differenzia dalle diete convenzionali e vegetariane, analizzando gli aspetti nutrizionali, filosofici e di stile di vita associati a ciascun approccio.

Fondamenti Nutrizionali: Carnivoro vs Convenzionale e Vegetariano

La dieta carnivora si basa esclusivamente sull'assunzione di carne e altri prodotti animali, eliminando cereali, legumi, frutta, verdura e qualsiasi alimento di origine vegetale. Questo contrasta nettamente con le diete convenzionali, che generalmente includono una varietà di cibi sia animali che vegetali, e con le diete vegetariane, che escludono carne e pesce ma spesso includono latticini, uova e una vasta gamma di prodotti vegetali.

Dal punto di vista nutrizionale, la dieta carnivora pone l'accento sulle proteine di alta qualità e i grassi, fornendo tutti gli aminoacidi essenziali, vitamine come B12, D, A, e minerali come ferro e zinco. D'altra parte, le diete convenzionali e vegetariane offrono una gamma più ampia di nutrienti grazie alla varietà di alimenti inclusi, ma possono richiedere una pianificazione più attenta per evitare carenze, specialmente in diete vegetariane o vegane, dove la vitamina B12, il ferro e alcuni aminoacidi possono essere meno disponibili.

Effetti sulla Salute e sul Benessere

La dieta carnivora è spesso lodata per i suoi potenziali benefici sulla perdita di peso, sulla stabilizzazione dei livelli di zucchero nel sangue e sulla riduzione dell'infiammazione. Tuttavia, esistono preoccupazioni relative a potenziali rischi a lungo termine, come un aumento del colesterolo o l'impatto su malattie cardiovascolari, sebbene le ricerche recenti abbiano iniziato a sfidare alcune di queste preoccupazioni.

Al contrario, le diete convenzionali, quando ben bilanciate, sono spesso considerate più moderate e possono essere più facili da mantenere a lungo termine. Forniscono un equilibrio di macronutrienti e un'ampia varietà di micronutrienti essenziali. Le diete vegetariane, in particolare, sono associate a benefici come un minor rischio di malattie cardiache, ipertensione e alcuni tipi di cancro, ma richiedono attenzione per garantire un adeguato apporto di nutrienti essenziali.

Sostenibilità e Considerazioni Etiche

Le diete vegetariane sono spesso scelte per motivi etici e di sostenibilità, basate sulla preoccupazione per il benessere degli animali e l'impatto ambientale dell'allevamento intensivo. Anche se la dieta carnivora può essere sostenuta in modo responsabile attraverso la scelta di carne da allevamenti etici e sostenibili, la sua impronta ecologica complessiva è generalmente considerata maggiore rispetto a una dieta basata principalmente su piante.

Le diete convenzionali, a seconda della composizione e della provenienza degli alimenti, possono variare notevolmente in termini di impatto ambientale e sostenibilità. L'inclusione di cibi trasformati e l'uso eccessivo di imballaggi possono anche essere questioni rilevanti.

Adattabilità e Flessibilità

La dieta carnivora richiede un impegno significativo e può essere difficile da mantenere in situazioni sociali o quando si mangia fuori. Di contro, le diete convenzionali e vegetariane offrono maggior flessibilità e sono spesso più facilmente adattabili a diverse situazioni sociali e culturali.

Personalizzazione e Risposta Individuale

Un aspetto fondamentale da considerare è la variazione individuale nella risposta a diverse diete. Alcune persone possono trovare grande successo e benessere con la dieta carnivora, mentre altre possono sentirsi meglio con un approccio più bilanciato o basato su piante. La genetica, il microbioma intestinale, lo stile di vita, le condizioni di salute preesistenti e le preferenze personali giocano tutti un ruolo significativo nella determinazione di quale dieta funzioni meglio per un individuo.

Nutrizione e Prevenzione delle Malattie

Un aspetto fondamentale nella scelta di una dieta è il suo potenziale di prevenzione delle malattie. Mentre la dieta carnivora può offrire vantaggi nel controllo del peso e nella stabilizzazione della glicemia, le diete convenzionali e vegetariane sono spesso raccomandate per la loro capacità di ridurre il rischio di malattie croniche, grazie all'inclusione di una varietà di frutta, verdura, cereali integrali e legumi ricchi di nutrienti essenziali, fibre e antiossidanti.

Approccio Olistico alla Salute

Scegliere una dieta dovrebbe essere parte di un approccio olistico alla salute che consideri non solo l'alimentazione, ma anche altri aspetti dello stile di vita, come l'attività fisica, il sonno e la gestione dello stress. La dieta carnivora, ad esempio, può essere complementare a uno stile di vita attivo e focalizzato sul fitness, mentre le diete convenzionali e vegetariane possono essere meglio adattate a uno stile di vita che enfatizza la varietà e l'equilibrio.

Aspetti Culturali e Sociali

Oltre agli aspetti nutrizionali e di salute, è importante considerare gli aspetti culturali e sociali delle diverse diete. La dieta carnivora può essere vista come controcorrente in molte culture e può richiedere un impegno maggiore per spiegare e difendere le proprie scelte alimentari. Le diete convenzionali e vegetariane sono generalmente più accettate e integrate nel tessuto sociale e culturale, offrendo maggiore facilità nelle interazioni sociali e nelle occasioni di ristorazione.

Impatto Psicologico

Le scelte dietetiche hanno anche un impatto psicologico. La dieta carnivora, essendo restrittiva, può essere psicologicamente impegnativa per alcuni, ma liberatoria per altri che trovano conforto nella sua semplicità. Le diete convenzionali e vegetariane possono offrire maggiori opportunità di piacere e varietà nel cibo, che sono importanti per il benessere emotivo di molte persone.

In definitiva, il confronto tra la dieta carnivora e le diete convenzionali o vegetariane non si riduce a quale sia superiore, ma piuttosto a quale sia più adatta alle esigenze, agli obiettivi e allo stile di vita di un individuo. Mentre la ricerca continua a esplorare gli effetti a lungo termine di queste diverse diete sulla salute, è chiaro che non esiste un approccio "taglia unica" all'alimentazione. La scelta di una dieta dovrebbe essere basata su una valutazione attenta dei propri bisogni nutrizionali, preoccupazioni per la salute, considerazioni etiche e ambientali, e preferenze personali.

L'adozione di un regime dietetico, sia esso carnivoro, convenzionale o vegetariano, dovrebbe essere intrapresa con una comprensione approfondita dei suoi benefici e limiti, e idealmente sotto la guida di professionisti della nutrizione e della salute. Solo così è possibile garantire che la dieta scelta non solo soddisfi le esigenze nutrizionali, ma supporti anche un benessere olistico e una qualità di vita ottimale.

La dieta carnivora, con la sua struttura nutrizionale semplice e diretta, offre non solo benefici fisici ma anche psicologici. Questo capitolo esplora in profondità i benefici psicologici di un regime alimentare semplice come quello della dieta carnivora, analizzando come la riduzione delle scelte alimentari e la chiarezza del regime possano influenzare positivamente la salute mentale e il benessere emotivo.

Uno dei principali vantaggi psicologici della dieta carnivora è la sua chiarezza e semplicità. In un mondo dove l'abbondanza di scelte alimentari può essere travolgente e fonte di ansia, limitare il regime alimentare a un gruppo specifico di alimenti può ridurre significativamente lo stress decisionale. Questo approccio elimina la confusione su cosa mangiare, facilitando la pianificazione dei pasti e riducendo l'ansia associata alla scelta degli alimenti.

La scelta di seguire un regime alimentare come la dieta carnivora può diminuire il carico cognitivo quotidiano. Non dover valutare costantemente le opzioni alimentari, calcolare le macro o micro nutrienti, o preoccuparsi della varietà dei cibi consumati libera risorse mentali che possono essere impiegate altrove. Questa riduzione del carico cognitivo può contribuire a una maggiore sensazione di tranquillità e controllo, migliorando la salute mentale complessiva.

Un regime alimentare semplice e definito può offrire un senso di controllo, particolarmente apprezzato in un'epoca caratterizzata da incertezze e sovraccarico di informazioni. La capacità di aderire a un regime chiaro e gestibile può aumentare l'autostima e la sensazione di autoefficacia, soprattutto per chi ha sperimentato difficoltà nel seguire diete più complesse.

La dieta carnivora può avere un impatto positivo sulla salute mentale. La stabilizzazione dei livelli di zucchero nel sangue, spesso risultato di una dieta a basso contenuto di carboidrati, può ridurre le fluttuazioni dell'umore e migliorare la salute mentale. Inoltre, alcuni seguaci della dieta riferiscono una maggiore chiarezza mentale e concentrazione, che possono contribuire a un miglioramento del benessere psicologico.

Per le persone con sensibilità o problemi alimentari, come l'intolleranza al glutine o altre sensibilità, la dieta carnivora può offrire un percorso per ridurre l'ansia alimentare. Eliminando i gruppi di cibi che causano problemi, i seguaci possono godere di un'alimentazione senza preoccupazioni o effetti collaterali negativi, contribuendo a un senso di benessere e sicurezza.

La struttura e la routine possono avere effetti benefici sulla salute mentale, e la dieta carnivora, con il suo regime alimentare chiaro, può aiutare a stabilire e mantenere una routine quotidiana. Questa regolarità può essere particolarmente utile per persone che lottano con la disciplina o la coerenza nelle loro abitudini alimentari. La dieta carnivora può portare a cambiamenti positivi nella composizione corporea, che a loro volta possono influenzare positivamente l'auto percezione e l'autostima. Vedere risultati tangibili può rinforzare la motivazione e migliorare l'immagine di sé, contribuendo a un senso di realizzazione e soddisfazione personale.

Oltre ai benefici fisici tangibili, l'effetto della dieta carnivora sull'auto percezione può essere profondo. In un'epoca dove l'immagine corporea è spesso fonte di stress e ansia, la capacità di controllare e modificare positivamente il proprio corpo attraverso la dieta può portare a un aumento significativo dell'autostima. Questo senso di empowerment, derivante dal vedere i cambiamenti desiderati, può avere un impatto positivo duraturo sul benessere psicologico.

È importante notare che, nonostante i potenziali benefici psicologici, la dieta carnivora può anche presentare sfide. La sua natura restrittiva può limitare le interazioni sociali legate al cibo e può richiedere una forte resilienza personale per affrontare domande o critiche. Inoltre, per alcuni, la restrizione può portare a un senso di isolamento o frustrazione. Per molti, scegliere un regime alimentare come la dieta carnivora va oltre la semplice nutrizione; diventa parte della loro identità. Questa scelta può rafforzare il senso di sé e contribuire a un maggiore senso di autenticità e coerenza personale. L'adozione di una dieta che si allinea con i propri valori e obiettivi di salute può essere un'espressione potente di autonomia e auto-determinazione. Nonostante la dieta carnivora possa sembrare isolante data la sua natura non convenzionale, esiste una comunità in crescita di individui che condividono questo stile alimentare. Partecipare a gruppi, forum online e incontri può offrire un senso di appartenenza e supporto, importanti per il benessere psicologico. Queste comunità possono fornire un luogo di condivisione di esperienze, scambio di consigli e incoraggiamento reciproco.

Affrontare le critiche e le sfide sociali è parte integrante del percorso di chi segue una dieta carnivora. Imparare a gestire le reazioni negative in modo costruttivo può rafforzare la resilienza personale e le abilità di comunicazione. Questo aspetto, sebbene possa essere inizialmente fonte di stress, può alla fine contribuire a un maggiore sviluppo personale e a una migliore autostima. Mentre la dieta carnivora può portare a un miglioramento del benessere mentale per molti, è importante riconoscere che non è una cura universale per tutti i problemi di salute mentale. La dieta dovrebbe essere vista come un aspetto di un approccio olistico al benessere, che include esercizio fisico, sonno di qualità, relazioni soddisfacenti e, se necessario, terapia psicologica.

In conclusione, la dieta carnivora, nella sua struttura semplice e diretta, offre una serie di potenziali benefici psicologici. Dalla riduzione dello stress decisionale alla costruzione di un senso di identità, passando per il rafforzamento dell'autostima e la partecipazione a una comunità di supporto, i vantaggi psicologici possono essere significativi. Tuttavia, questi vantaggi devono essere bilanciati con una comprensione realistica delle sfide che tale dieta comporta, soprattutto in termini di gestione delle reazioni sociali e di mantenimento di un equilibrio nutrizionale. Adottare la dieta carnivora può essere un viaggio trasformativo, non solo per il corpo, ma anche per la mente. Può insegnare l'importanza dell'ascolto del proprio corpo, della resilienza di fronte alle sfide e del valore di fare scelte in linea con i propri valori e obiettivi di salute. Nel complesso, la dieta carnivora non è solo un percorso verso il benessere fisico, ma può anche essere un cammino verso una maggiore consapevolezza di sé, soddisfazione personale e benessere psicologico.

L'impatto ambientale e la sostenibilità sono temi centrali nel dibattito contemporaneo sulla nutrizione, e la dieta carnivora non fa eccezione. Questo capitolo esamina come la scelta di un regime alimentare basato esclusivamente su prodotti animali influisce sull'ambiente e quali sono le considerazioni di sostenibilità associate a questa dieta. Il nucleo della dieta carnivora è il consumo di carne, il cui impatto ambientale è significativo. La produzione di carne è spesso associata ad alti livelli di emissioni di gas serra, uso intensivo di terra e acqua, e deforestazione. L'allevamento intensivo, in particolare, è noto per il suo impatto significativo sull'ambiente, compreso il contributo al cambiamento climatico e la perdita di biodiversità.

La dieta carnivora può variare notevolmente nel suo impatto ambientale a seconda della fonte della carne. L'allevamento intensivo è generalmente meno sostenibile a causa del suo elevato consumo di risorse e del suo impatto sull'ambiente. D'altra parte, pratiche di allevamento più sostenibili, come l'allevamento al pascolo, possono avere un impatto ambientale minore. Queste pratiche possono contribuire al mantenimento dei paesaggi naturali e, in alcuni casi, possono addirittura aiutare a sequestrare carbonio nel suolo. Per coloro che seguono una dieta carnivora, diventa cruciale adottare un approccio responsabile e consapevole nella scelta della carne. Questo può includere la selezione di carne proveniente da allevamenti sostenibili, il supporto a piccole aziende agricole locali e la scelta di carne da animali allevati al pascolo o biologici. Inoltre, considerare il consumo di una più ampia varietà di carni, inclusi tagli meno comuni e carne di organi, può contribuire a una maggiore sostenibilità.

La dieta carnivora pone anche domande sulla biodiversità e sul mantenimento degli ecosistemi. La produzione di carne su larga scala può portare alla monocultura e all'erosione della biodiversità. Di contro, pratiche di allevamento che rispettano gli ecosistemi naturali e la biodiversità possono avere un impatto meno dannoso e contribuire al mantenimento degli habitat naturali.

Oltre alle preoccupazioni ambientali, la dieta carnivora solleva questioni etiche legate al benessere animale e all'uso responsabile delle risorse. Per molti, la scelta di una dieta carnivora richiede una riflessione su come gli animali vengono allevati e trattati e sull'impatto complessivo del proprio consumo sul pianeta. La discussione sulla dieta carnivora si inserisce nel contesto più ampio del cambiamento climatico e della sostenibilità ambientale. Mentre la produzione di carne è un noto contributore alle emissioni di gas serra, ci sono dibattiti in corso su come ridurre questo impatto. Alcuni sostengono che pratiche di allevamento migliorate e più sostenibili potrebbero ridurre significativamente l'impatto ambientale della produzione di carne.

Per garantire la sostenibilità a lungo termine di una dieta carnivora, è essenziale considerare non solo la provenienza della carne, ma anche il proprio consumo complessivo. Ridurre lo spreco alimentare, utilizzare completamente gli animali consumati e considerare la propria impronta ecologica personale sono passi importanti per chi sceglie questo percorso alimentare. La questione della sostenibilità a lungo termine della dieta carnivora è particolarmente pressante in un'epoca di crescente preoccupazione per l'ambiente e la sostenibilità. Per mantenere questa dieta in modo responsabile, è essenziale considerare non solo la provenienza e la qualità della carne, ma anche l'impatto complessivo del proprio stile alimentare sull'ecosistema. La dieta carnivora presenta sia sfide che opportunità in termini di sostenibilità ambientale. Mentre il modello attuale di produzione di carne su larga scala è insostenibile, ci sono opportunità per pratiche di allevamento più responsabili e sostenibili. Scegliere una dieta carnivora può essere un incentivo per diventare più informati e consapevoli delle proprie scelte alimentari e del loro impatto ambientale. L'innovazione nel settore agricolo e alimentare offre nuove opportunità per rendere la dieta carnivora più sostenibile. Ad esempio, l'avanzamento nelle tecniche di allevamento rigenerativo, che mirano a migliorare la salute del suolo e a sequestrare carbonio, potrebbe ridurre l'impatto ambientale dell'allevamento del bestiame. Inoltre, lo sviluppo di carni coltivate in laboratorio potrebbe offrire un'alternativa più sostenibile alla carne tradizionale in futuro.

Nel contesto globale, è importante riflettere sul ruolo del consumo di carne e su come la dieta carnivora si inserisce in questo panorama. Con una popolazione mondiale in crescita e una domanda di carne in aumento, trovare modi per produrre carne in modo più sostenibile è essenziale. Questo potrebbe includere non solo migliorare le pratiche di allevamento, ma anche ridurre il consumo complessivo di carne a livello globale. La sostenibilità della dieta carnivora dipende anche dalle scelte personali. Questo include la decisione di quanto e quali tipi di carne consumare, nonché come integrare la dieta in modo da ridurre al minimo lo spreco e massimizzare l'uso efficiente delle risorse. Ad esempio, consumare parti meno comuni dell'animale o utilizzare metodi di cottura che risparmiano energia può contribuire a un approccio più sostenibile.

La chiave per adottare una dieta carnivora in modo sostenibile è l'educazione e la consapevolezza. Comprendere l'origine della carne che si consuma, le pratiche di allevamento e il loro impatto ambientale può aiutare a fare scelte più informate. Inoltre, partecipare a discussioni e iniziative sulle questioni di sostenibilità può aumentare la consapevolezza collettiva e incoraggiare pratiche più sostenibili. Una considerazione cruciale per chi segue la dieta carnivora è trovare un equilibrio tra i benefici per la salute e l'impatto ambientale. Mentre la dieta può offrire vantaggi significativi in termini di salute, è importante ponderare questi benefici contro le implicazioni ecologiche del proprio consumo di carne. Questo bilanciamento richiede un'attenta riflessione e una valutazione delle proprie priorità e valori. L'impatto ambientale e la sostenibilità della dieta carnivora sono tematici complessi e multi faccettate. Mentre questa dieta può offrire un percorso verso una salute personale ottimizzata, è fondamentale considerarne l'impatto ambientale e cercare modi per ridurre la propria impronta ecologica. Questo richiede un impegno attivo per scegliere fonti di carne responsabili, rimanere informati sulle questioni ambientali e sostenibili, e considerare l'impatto più ampio delle proprie scelte alimentari. Adottando un approccio consapevole e informato, è possibile perseguire i benefici di salute della dieta carnivora mentre si contribuisce a un futuro più sostenibile per il pianeta.

3. Primi Passi

Intraprendere il percorso della dieta cheto carnivora richiede preparazione e comprensione. Questo capitolo, "Primi Passi", è dedicato a guidarti attraverso le fasi iniziali di questa transizione dietetica, offrendo consigli pratici per iniziare con il piede giusto.

Il primo passo nel tuo viaggio verso una dieta cheto carnivora è comprendere a fondo cosa significa adottare questo regime alimentare. Significa consumare esclusivamente cibo di origine animale: carne, pesce, uova e, in alcuni casi, prodotti lattiero-caseari a basso contenuto di carboidrati. È essenziale familiarizzare con i diversi tipi di carne e fonti proteiche che costituiranno la base della tua alimentazione, nonché con i processi metabolici coinvolti, in particolare i chetosi.

Una volta acquisita una solida comprensione teorica, il passo successivo è la pianificazione pratica. Questo include l'organizzazione della dispensa e del frigorifero, rimuovendo alimenti non conformi alla dieta e facendo scorta di alimenti adeguati. Scegliere fonti di carne di alta qualità è cruciale: cerca carne proveniente da allevamenti responsabili e sostenibili, preferibilmente biologica o al pascolo. Anche la varietà è importante; includere diversi tipi di carne, come manzo, agnello, maiale, pollame e pesce, garantirà un apporto nutrizionale bilanciato.

Un altro aspetto fondamentale nei primi passi è impostare obiettivi realistici e sostenibili. Invece di puntare a cambiamenti drastici e immediati, considera un approccio graduale, soprattutto se provieni da una dieta ricca di carboidrati. Questo ti aiuterà a ridurre gli effetti collaterali, come la "keto flu", e a facilitare un adattamento più dolce alla dieta.

Preparati anche mentalmente per la transizione. La dieta cheto carnivora rappresenta non solo un cambiamento alimentare, ma anche uno stile di vita. Può influenzare le tue interazioni sociali, le abitudini quotidiane e il tuo rapporto con il cibo.

Essere mentalmente preparati per questi cambiamenti ti aiuterà a rimanere concentrato e motivato.
Inoltre, è fondamentale ascoltare il proprio corpo durante la transizione. Ogni persona reagisce diversamente alla dieta cheto carnivora. Presta attenzione a come ti senti, ai cambiamenti nella tua energia, al tuo sonno e alla tua digestione. Se necessario, non esitare a consultare un professionista della salute, in particolare se hai condizioni preesistenti o sei incerto su come la dieta possa influenzare la tua salute.

Infine, ricorda che l'educazione è una parte continua del processo. Continua a informarti sulla dieta cheto carnivora, sui suoi benefici e sulle migliori pratiche. Partecipa a comunità online, leggi libri e articoli, e considera di parlare con persone che hanno già intrapreso questo viaggio. Il loro supporto e le loro esperienze possono essere preziosi nel tuo percorso. Iniziare la dieta cheto carnivora è un passo emozionante verso un nuovo stile di vita. Con la giusta preparazione, comprensione e mentalità, puoi fare questa transizione in modo fluido e godere dei benefici che questa dieta ha da offrire.

Adottare la dieta carnivora non è solo un cambiamento fisico, ma anche un notevole adeguamento mentale. Nella transizione verso un regime alimentare che si concentra esclusivamente su cibi di origine animale, è essenziale prepararsi mentalmente per i cambiamenti che ne conseguono. Questo capitolo esplora in profondità la preparazione mentale necessaria per il cambiamento alimentare nella dieta carnivora, affrontando sfide, strategie di adattamento e aspettative realistiche.

Il primo passo nella preparazione mentale è una comprensione approfondita di cosa comporta la dieta carnivora. Questo significa riconoscere che l'alimentazione si limiterà a carne, pesce, uova e, in alcuni casi, prodotti lattiero-caseari selezionati. Comprendere i motivi scientifici e i benefici dietro questa scelta alimentare può rafforzare la tua determinazione e aiutarti a rimanere concentrato sugli obiettivi di salute a lungo termine.

Adottare una dieta che si discosta significativamente dalle norme alimentari convenzionali porta con sé delle sfide. Queste possono includere la gestione delle reazioni sociali, la rinuncia a cibi precedentemente amati e l'adattamento a un nuovo modo di mangiare. Riconoscere e accettare queste sfide come parte del percorso è fondamentale. Prepararsi mentalmente a queste situazioni ti permetterà di affrontarle in modo più efficace quando si presentano.

Un aspetto importante della transizione alla dieta carnivora è l'adattamento alla "keto flu", un insieme di sintomi che possono verificarsi quando il corpo passa da una fonte di energia basata sui carboidrati a una basata sui grassi. Questi sintomi possono includere affaticamento, mal di testa e irritabilità. Prepararsi mentalmente per questa fase e comprendere che è temporanea può aiutare a gestirla meglio.

Impostare aspettative realistiche è cruciale. Mentre alcune persone possono sperimentare benefici rapidi e significativi, per altre il progresso può essere più graduale. È importante non aspettarsi miracoli immediati e riconoscere che ogni corpo ha il proprio ritmo di adattamento. Questa mentalità può aiutare a prevenire frustrazioni e a rimanere motivati nel lungo termine.

Sviluppare una mentalità positiva è fondamentale. Ciò include concentrarsi sui benefici che si desidera ottenere, come miglioramenti nella salute, nella composizione corporea o nella qualità della vita. Mantenere un atteggiamento positivo, anche nei momenti di sfida, può fare una grande differenza nella tua capacità di aderire a questa dieta.

La ricerca di una comunità di supporto, sia online che offline, può essere un grande aiuto. Condividere esperienze, sfide e successi con altri che seguono la dieta carnivora può fornire incoraggiamento, consigli pratici e un senso di appartenenza. Questo supporto sociale può essere un potente strumento per la tua resilienza mentale.

Mentre la dieta carnivora è per natura restrittiva, sviluppare flessibilità e adattabilità nel modo di affrontarla può essere benefico. Questo può significare adattare la dieta alle proprie esigenze individuali, sperimentare con diversi tipi di carne e metodi di cottura, e trovare modi per rendere la dieta sostenibile e piacevole nel tempo.

Un cambiamento dietetico significativo come la dieta carnivora può anche essere un'opportunità per riflettere sul proprio rapporto con il cibo. Questo può includere esaminare abitudini alimentari passate, riconoscere eventuali comportamenti alimentari emotivi e sviluppare un nuovo approccio al cibo basato sulla nutrizione e sul benessere, piuttosto che sul comfort o sull'abitudine. Approfondire la propria relazione con il cibo è un aspetto fondamentale nella transizione alla dieta carnivora. Per molti, la dieta può iniziare come un metodo per perdere peso o migliorare la salute fisica, ma spesso si trasforma in un viaggio di auto scoperta e di maggiore consapevolezza alimentare. Riconoscere e rivedere abitudini alimentari a lungo radicate, come mangiare per noia, stress o conforto emotivo, può essere una parte essenziale di questo processo.

Praticare la mindfulness e sviluppare una maggiore consapevolezza del proprio corpo e delle sue reazioni ai cambiamenti alimentari può essere molto utile. Ascoltare attivamente i segnali del proprio corpo, come la fame, la sazietà e l'energia, può aiutare a regolare la dieta in modo che soddisfi le esigenze personali.

Una parte significativa della preparazione mentale è la costruzione di nuove abitudini alimentari. Questo può richiedere tempo e sforzo, soprattutto se le vecchie abitudini sono profondamente radicate. Impostare routine regolari per i pasti, sperimentare con diverse ricette e metodi di cottura, e ascoltare il proprio corpo per capire quando e quanto mangiare, possono tutte contribuire a stabilire nuove pratiche alimentari sane.

Durante la transizione alla dieta carnivora, è inevitabile incontrare difficoltà e ostacoli. Questi possono variare da sfide pratiche, come trovare opzioni di cibo carnivoro quando si mangia fuori, a sfide emotive, come gestire il desiderio di cibi non conformi alla dieta. Prepararsi mentalmente a questi ostacoli e sviluppare strategie per affrontarli è cruciale per mantenere il percorso.

Essere onesti con sé stessi riguardo al progresso e alle sfide è essenziale. Ciò include riconoscere i successi, sia piccoli che grandi, e apprezzare i passi compiuti verso gli obiettivi di salute. Allo stesso tempo, è importante essere aperti e onesti riguardo alle difficoltà incontrate, imparando da queste esperienze piuttosto che considerarle fallimenti.

Sviluppare strategie efficaci di coping è un altro aspetto importante della preparazione mentale. Questo può includere tecniche di gestione dello stress, come la meditazione o l'esercizio fisico, e trovare modi sani per gestire le emozioni senza ricorrere al cibo. Mantenere un diario alimentare può anche essere utile per monitorare come si sente in relazione ai diversi tipi di cibo e per identificare modelli o trigger.

Un bilancio tra disciplina e flessibilità è cruciale. Mentre è importante aderire ai principi della dieta carnivora per sperimentare i suoi benefici, è altrettanto importante ascoltare il proprio corpo e fare aggiustamenti se necessario. Questo può significare, per esempio, modificare le proporzioni di grassi e proteine nel proprio regime alimentare in base alle proprie esigenze energetiche e di salute.

Infine, la preparazione mentale per la dieta carnivora dovrebbe essere vista come un investimento a lungo termine nel proprio benessere. Non si tratta solo di un cambiamento temporaneo dell'alimentazione, ma di un adattamento dello stile di vita che può avere effetti duraturi sulla salute fisica e mentale. Essere mentalmente preparati per questo impegno a lungo termine può aiutare a navigare meglio attraverso le sfide e a godere pienamente dei benefici.

In conclusione, la preparazione mentale per il cambiamento alimentare nella dieta carnivora è un processo complesso e multifacettato. Coinvolge la costruzione di nuove abitudini, l'affrontare sfide, la gestione delle aspettative, e lo sviluppo di una relazione più sana e consapevole con il cibo. Attraverso questo processo, non solo si può raggiungere una migliore salute fisica, ma si può anche migliorare la propria salute mentale, resilienza e autostima. Impegnarsi in questo viaggio con apertura, pazienza e un atteggiamento di apprendimento continuo può trasformare la dieta carnivora da una semplice scelta alimentare a uno strumento potente per un benessere complessivo e duraturo.

L'inizio di un viaggio nella dieta carnivora richiede più di una semplice modifica delle abitudini alimentari; richiede una preparazione strategica e una pianificazione attenta. Questo capitolo offre consigli pratici su come iniziare, concentrando l'attenzione sulla pulizia della dispensa e sull'impostazione degli obiettivi, elementi fondamentali per garantire un transito agevole verso questa nuova dieta.

Pulizia della Dispensa

Il primo passo pratico nell'adottare la dieta carnivora è la pulizia della dispensa e del frigorifero. Questo processo va oltre il mero eliminare cibi non conformi; è anche un atto simbolico di impegno verso il nuovo regime alimentare.

1. Eliminazione di Alimenti non Conformi: Rimuovi tutti i prodotti che non rientrano nella dieta carnivora, inclusi cereali, legumi, frutta, verdura, dolci, bevande zuccherate e snack trasformati. Anche gli oli vegetali, condimenti a base di carboidrati e additivi dovrebbero essere eliminati.
2. Organizzazione degli Spazi: Una volta eliminati questi alimenti, organizza lo spazio in modo che i cibi consentiti siano facilmente accessibili. Questo può ridurre la tentazione di tornare a vecchie abitudini e rendere la preparazione dei pasti più efficiente.
3. Creazione di un Ambiente Conduttivo: L'ambiente in cui si conservano e si preparano gli alimenti può influenzare significativamente le abitudini alimentari. Assicurati che la tua cucina sia un luogo che favorisce la tua nuova dieta, rendendo gli strumenti di cottura per la carne facilmente accessibili e disponendo i cibi consentiti in modo invitante.

Impostazione degli Obiettivi

Impostare obiettivi chiari e realistici è cruciale nella transizione alla dieta carnivora. Gli obiettivi ti forniscono una direzione e ti aiutano a rimanere concentrato e motivato.

1. Definizione di Obiettivi Specifici: Sii specifico sui tuoi obiettivi. Questi possono variare dalla perdita di peso al miglioramento della salute generale, dal miglioramento della performance fisica al controllo di condizioni specifiche come l'intolleranza al glucosio.

2. Obiettivi a Breve e Lungo Termine: Stabilisci obiettivi a breve termine per i primi giorni e settimane, come adattarsi alla dieta, evitare cibi non conformi o gestire la "keto flu". Gli obiettivi a lungo termine possono riguardare il mantenimento della dieta, il raggiungimento di specifici risultati di salute o il miglioramento delle prestazioni fisiche.

3. Misurazione del Progresso: Trova modi per monitorare il tuo progresso verso questi obiettivi. Questo può includere tenere un diario alimentare, fare regolari controlli della salute o utilizzare strumenti di monitoraggio della fitness.

4. Flessibilità e Adattabilità: Gli obiettivi dovrebbero essere flessibili. Essere aperti ad adattare i tuoi obiettivi in base ai cambiamenti nel tuo corpo, nel tuo livello di energia e nella tua salute generale è importante per una transizione di successo.

Preparazione Pratica per la Dieta Carnivora

1. Scelta di Fonti di Carne di Qualità: Ricerca fonti affidabili di carne di alta qualità. Questo può includere macellerie locali, mercati agricoli o servizi di consegna specializzati. La qualità della carne è fondamentale nella dieta carnivora.

2. Pianificazione dei Pasti: Anche se la dieta è relativamente semplice, una certa pianificazione dei pasti è utile, soprattutto all'inizio. Ciò può includere la preparazione di pasti in anticipo, la pianificazione di quando e cosa mangerai durante la giornata, e la comprensione di come variare le fonti di proteine e grassi.

3. Strumenti di Cottura Adeguati: Assicurati di avere gli strumenti giusti per cucinare la carne. Una buona padella, un forno affidabile, un barbecue o un fumatore possono fare una grande differenza nella qualità dei tuoi pasti.

4. Gestione del Budget: La dieta carnivora può essere costosa, quindi è importante gestire il budget. Questo può includere l'acquisto di carne all'ingrosso, la scelta di tagli meno costosi ma nutrienti o la pianificazione di pasti che utilizzano efficientemente tutte le parti dell'animale.

Aspetti Emotivi e Mentali

1. Preparazione Mentale per il Cambiamento: Come accennato, la preparazione mentale è fondamentale. Essere pronti per i cambiamenti nella dieta, nelle abitudini sociali e nel rapporto con il cibo è un aspetto importante della transizione.
2. Supporto Emotivo: Cerca supporto da amici, familiari o gruppi online. Condividere le tue esperienze e sfide può fornire un'ancora emotiva essenziale durante questo periodo di cambiamento.

Iniziare la dieta carnivora richiede più di una semplice scelta alimentare; richiede una preparazione attenta, sia fisica che mentale. Pulire la dispensa e impostare obiettivi chiari sono passi fondamentali in questo processo. Prepararsi per i cambiamenti, pianificare in modo strategico e trovare supporto possono aiutare a garantire una transizione fluida e di successo alla dieta carnivora. Con il giusto approccio e la giusta mentalità, questo cambio di dieta può non solo portare a benefici fisici, ma anche a una maggiore comprensione di sé e al benessere generale.

L'importanza dell'idratazione e della supplementazione riveste un ruolo cruciale nella dieta carnivora. Questo capitolo si dedica a esplorare in dettaglio questi aspetti, fornendo una guida completa su come mantenere un corretto equilibrio idrico e assicurarsi di ricevere tutti i nutrienti essenziali mentre si segue questo regime alimentare specifico.

Idratazione: Un Aspetto Fondamentale

L'idratazione è vitale in qualsiasi dieta, ma assume un'importanza particolare nella dieta carnivora. Senza l'apporto di frutta e verdura, che contribuiscono significativamente all'idratazione quotidiana in una dieta convenzionale, è fondamentale prestare attenzione all'assunzione di liquidi.

1. Acqua e Necessità di Idratazione: Bevi abbondante acqua. La transizione a una dieta a basso contenuto di carboidrati può portare a una perdita iniziale di liquidi, rendendo fondamentale un'adeguata idratazione per evitare la disidratazione.
2. Monitoraggio dell'Idratazione: Monitora i segnali di disidratazione, che includono affaticamento, mal di testa e secchezza della bocca. Ricorda che la sete non è sempre un indicatore affidabile, soprattutto all'inizio, quando il corpo si sta adattando alla dieta.
3. Effetti della Chetosi sull'Idratazione: La dieta carnivora, che induce uno stato di chetosi, può aumentare le esigenze di idratazione a causa della diuresi indotta dalla chetosi, un processo in cui il corpo elimina più acqua e elettroliti.

Supplementazione: Bilanciare i Nutrienti

Anche se la dieta carnivora può fornire molti nutrienti essenziali, ci sono alcune considerazioni specifiche da tenere in mente in termini di supplementazione.

1. Elettroliti: Il passaggio a una dieta carnivora può causare uno squilibrio elettrolitico, soprattutto nei primi stadi. Integrare con sodio, potassio e magnesio può essere necessario per mantenere l'equilibrio elettrolitico e prevenire sintomi come crampi muscolari e affaticamento.

2. Vitamina C: Sebbene il bisogno di vitamina C sia ridotto in una dieta priva di carboidrati, alcuni possono comunque optare per una supplementazione, specialmente se non consumano regolarmente frattaglie, che sono una buona fonte di vitamina C nella dieta carnivora.

3. Vitamina D: La vitamina D è un altro nutriente che può richiedere supplementazione, specialmente per chi vive in aree con scarsa esposizione solare. Molti prodotti lattiero-caseari fortificati e alcune carni forniscono vitamina D, ma potrebbe non essere sufficiente.

4. Acidi Grassi Omega-3: Mentre la carne di animali allevati al pascolo contiene più omega-3 rispetto a quelli di allevamento intensivo, potrebbe essere utile considerare un'integrazione, in particolare con acidi grassi omega-3 EPA e DHA, che sono importanti per la salute del cuore e del cervello.

Gestione della Transizione e Adattamento

Nella transizione alla dieta carnivora, è essenziale ascoltare il proprio corpo e adattare l'idratazione e la supplementazione alle proprie esigenze individuali.

1. Ascolto del Corpo: Osserva come reagisce il tuo corpo e apporta le necessarie modifiche. Ad esempio, se si verificano crampi frequenti, potrebbe essere un segno di carenza di elettroliti.

2. Adattamento nel Tempo: La necessità di supplementazione può cambiare nel tempo man mano che il corpo si adatta alla dieta. È importante continuare a monitorare e regolare l'approccio in base ai segnali del corpo.

La qualità dei supplementi è un fattore importante. Scegliere supplementi di alta qualità, preferibilmente con pochi additivi o riempitivi, può aiutare a garantire che il corpo riceva il supporto di cui ha bisogno senza ingredienti non necessari o dannosi.

Per una gestione ottimale dell'idratazione e della supplementazione, è consigliabile consultare un professionista della salute. Un medico o un nutrizionista possono offrire consigli personalizzati e aiutare a determinare le esigenze specifiche di supplementazione. Consultare un professionista della salute non solo ti aiuta a personalizzare il tuo approccio alla dieta carnivora, ma fornisce anche una base sicura per monitorare la tua salute generale durante questo cambiamento significativo. Gli esperti possono eseguire controlli regolari, come esami del sangue, per monitorare i livelli di nutrienti e funzionalità degli organi, garantendo che la dieta non abbia effetti avversi sulla tua salute.

Gestione Attiva del Cambiamento

La gestione attiva del cambiamento nella dieta è un altro aspetto cruciale per una transizione efficace alla dieta carnivora. La costante attenzione e il monitoraggio delle tue esigenze di idratazione e supplementazione possono aiutarti a regolare e ottimizzare la dieta in base alla tua risposta individuale.

1. Diario Alimentare e di Idratazione: Tenere un diario alimentare può essere utile per monitorare l'assunzione di cibo e acqua. Questo strumento può aiutare a identificare eventuali carenze o eccessi e a regolare l'alimentazione di conseguenza.
2. Riconoscere i Segnali del Corpo: Imparare a riconoscere e interpretare i segnali del proprio corpo è fondamentale. Ad esempio, l'affaticamento può indicare una carenza di elettroliti, mentre la sete eccessiva può segnalare una disidratazione.

Integrazione di Stili di Vita Salutari

Integrare la dieta carnivora con altri aspetti di uno stile di vita sano è altrettanto importante. Esercizio fisico regolare, sonno di qualità e tecniche di gestione dello stress possono tutti contribuire a ottimizzare i benefici di questa dieta.

Sfide nella Supplementazione

1. Scelta di Supplementi Appropriati: Scegliere i supplementi giusti può essere una sfida, data la vasta gamma di prodotti disponibili sul mercato. È importante cercare supplementi senza additivi non necessari o ingredienti che potrebbero essere in contrasto con i principi della dieta carnivora.
2. Dosaggio e Frequenza: Determinare il dosaggio e la frequenza corretti per la supplementazione è essenziale. Un sovradosaggio di alcuni supplementi può essere dannoso, mentre un dosaggio insufficiente potrebbe non fornire i benefici desiderati.

Nel lungo termine, è importante valutare periodicamente se continuare la supplementazione. Man mano che il corpo si adatta alla dieta carnivora, le esigenze di supplementazione possono cambiare. Una valutazione regolare può aiutare a mantenere un equilibrio ottimale. L'educazione continua è vitale nel mantenere una dieta carnivora sana e sostenibile. Restare informati sulle ultime ricerche e tendenze nella nutrizione può aiutarti a fare scelte informate riguardo alla tua idratazione e supplementazione.

L'attenzione all'idratazione e alla supplementazione è un aspetto fondamentale della dieta carnivora. Una gestione efficace di questi elementi richiede non solo una comprensione iniziale delle esigenze del proprio corpo, ma anche un impegno a lungo termine per il monitoraggio e l'adattamento in base alle risposte individuali. L'integrazione di un regime alimentare ben idratato e ben supplemento con uno stile di vita sano complessivo può aiutare a garantire il successo e la sostenibilità della dieta carnivora. Con una pianificazione attenta e un approccio olistico, è possibile trarre il massimo beneficio da questo regime alimentare unico, migliorando la salute e il benessere generale.

La creazione di un diario alimentare o di un piano di tracciamento è un aspetto cruciale nel passaggio alla dieta carnivora. Questo strumento non solo aiuta a tenere traccia di ciò che si mangia, ma offre anche preziose intuizioni sul rapporto tra dieta, salute e benessere generale. In questo capitolo, esploreremo come sviluppare e utilizzare efficacemente un diario alimentare o un piano di tracciamento nell'ambito della dieta carnivora.

L'Importanza del Tracciamento

Nella dieta carnivora, il tracciamento degli alimenti consumati è essenziale per diversi motivi. Aiuta a monitorare l'assunzione di nutrienti, a identificare le reazioni agli alimenti specifici, e a mantenere un occhio sulla quantità e la qualità delle proteine e dei grassi consumati. Inoltre, può essere uno strumento fondamentale per assicurare una corretta idratazione e per valutare l'efficacia della dieta in termini di obiettivi di salute e di benessere.

Scegliere il Metodo di Tracciamento Giusto

La scelta del metodo di tracciamento dipende dalle preferenze personali e dallo stile di vita. Alcuni potrebbero preferire un diario alimentare tradizionale su carta, mentre altri potrebbero optare per app di tracciamento digitale. Entrambi i metodi hanno i loro vantaggi: il diario cartaceo offre flessibilità e personalizzazione, mentre le app possono fornire analisi dettagliate e calcoli automatici.

Cosa Tracciare nel Diario Alimentare

1. **Tipi di Alimenti Consumati**: Annota dettagliatamente tutti i tipi di carne e prodotti animali consumati. Questo include tagli di carne, tipi di pesce, uova, e eventuali prodotti lattiero-caseari se inclusi nella tua versione della dieta carnivora.

2. **Quantità di Cibo Consumato**: Tracciare la quantità di cibo aiuta a monitorare l'apporto calorico e il bilancio di

macronutrienti. Questo è particolarmente utile per coloro che hanno obiettivi specifici di peso o composizione corporea.

3. **Orario dei Pasti**: Registrare l'orario dei pasti può aiutare a identificare schemi nel consumo di cibo e nella fame, contribuendo a ottimizzare i tempi dei pasti per il benessere e la performance.
4. **Idratazione:** Tracciare l'assunzione di liquidi è fondamentale, soprattutto in una dieta che può aumentare le esigenze di idratazione. Registra l'ammontare di acqua e altri liquidi consumati durante il giorno.
5. **Reazioni Fisiche e Emotive:** Oltre a ciò che mangi, annota come ti senti fisicamente ed emotivamente. Questo può includere l'energia, il sonno, la digestione, l'umore e qualsiasi reazione specifica agli alimenti.
6. **Supplementazione:** Se stai assumendo supplementi, tenerne traccia è importante per valutare l'efficacia e per eventuali aggiustamenti futuri.

Analisi dei Dati

Il vero valore di un diario alimentare emerge dall'analisi dei dati raccolti. Esaminare periodicamente il tuo diario può fornire intuizioni su come la dieta influisce sul tuo corpo e sulla tua mente.

1. **Identificazione di Pattern:** Cerca schemi nelle tue abitudini alimentari e nelle tue reazioni. Ad esempio, potresti notare che ti senti meglio consumando certi tipi di carne o che mangiare a certi orari ottimizza la tua energia.
2. **Regolazione della Dieta:** Usa le informazioni raccolte per apportare modifiche mirate alla tua dieta. Questo potrebbe significare variare le fonti di proteine, regolare le quantità di cibo, o modificare i tempi dei pasti.

Condividere le informazioni del tuo diario alimentare con un nutrizionista o un medico può essere estremamente utile, specialmente se hai obiettivi specifici di salute o se incontri sfide durante la dieta. Un professionista può offrire consigli basati su dati oggettivi piuttosto che su congetture.

Anche quando ti sei abituato alla dieta carnivora, continuare a utilizzare un diario alimentare può essere benefico. Aiuta a mantenere la consapevolezza delle tue abitudini alimentari, a monitorare la tua salute a lungo termine e a identificare rapidamente eventuali problemi che potrebbero sorgere. Man mano che prosegui nella dieta carnivora, il diario alimentare continua a essere uno strumento essenziale. Anche quando i principi base della dieta diventano una seconda natura, il diario può servire come un promemoria costante delle tue scelte alimentari e delle loro conseguenze sul tuo benessere. È anche uno strumento utile per riflettere su come la tua dieta si evolve nel tempo e per apportare modifiche mirate in base alle tue esigenze in evoluzione.

Adattamento alle Variazioni Stagionali e di Vita

Le esigenze del tuo corpo possono cambiare con le stagioni, lo stress, l'attività fisica, l'età o altri cambiamenti nella vita. Continuare a tracciare può aiutarti a adattare la tua dieta a queste variazioni. Potresti scoprire che il tuo bisogno di calorie, tipi di carne o tempi dei pasti cambia nel tempo, e il diario alimentare può essere uno strumento per monitorare e rispondere a questi cambiamenti.

Riconoscimento di Intolleranze o Sensibilità Alimentari

Sebbene la dieta carnivora sia già eliminati va per natura, potrebbero ancora sorgere sensibilità o intolleranze a certi tipi di carne o prodotti animali. Il diario alimentare può aiutare a identificare questi problemi, consentendoti di eliminare o sostituire determinati cibi per ottimizzare la tua salute e il tuo comfort.

Utilizzo dei Dati per la Prevenzione della Malattia

Con l'accumularsi di dati nel tempo, il tuo diario alimentare può diventare una risorsa preziosa nella prevenzione della malattia. Confrontando i tuoi schemi alimentari con i cambiamenti nella salute, potresti essere in grado di identificare i segnali precoci di problemi di salute e intervenire prontamente.

Sviluppo di una Relazione Più Profonda con il Cibo

Il tracciamento regolare può portare a una comprensione più profonda e a una relazione più consapevole con il cibo. Questo può portare a scelte alimentari più intenzionali, una maggiore apprezzamento per il cibo che consumi e un maggior senso di gratitudine per il nutrimento che esso fornisce.

Condivisione delle Esperienze

Il tuo diario alimentare può anche essere uno strumento di condivisione e di educazione. Condividere i tuoi dati con altri che seguono la dieta carnivora può fornire ispirazione e idee, così come ricevere feedback e suggerimenti. Inoltre, può essere una risorsa preziosa per coloro che sono nuovi alla dieta e cercano orientamento.

Monitoraggio a Lungo Termine della Salute

Nel lungo termine, il tuo diario alimentare può diventare una cronologia dettagliata del tuo viaggio di salute. Questo può essere utile non solo per la tua autovalutazione, ma anche come strumento di dialogo con i professionisti della salute. Avere una registrazione dettagliata delle tue abitudini alimentari nel tempo può fornire un contesto prezioso durante i check-up medici o le discussioni sui trattamenti.

In definitiva, la creazione e il mantenimento di un diario alimentare o di un piano di tracciamento nella dieta carnivora è più di un semplice esercizio di registrazione. È un atto di consapevolezza e di impegno verso la tua salute e il tuo benessere. Con l'utilizzo regolare, il diario alimentare può diventare uno strumento vitale nel tuo arsenale di salute, aiutandoti a fare scelte informate, a riconoscere e rispondere ai segnali del tuo corpo, e a sviluppare una relazione profonda e soddisfacente con il cibo e la nutrizione. Attraverso questo processo, il diario alimentare si trasforma da un semplice registro a un diario di viaggio personale, registrando il tuo percorso verso un benessere ottimizzato e una comprensione più profonda di te stesso e del tuo corpo.

Adottare una dieta carnivora rappresenta un cambiamento significativo per il corpo, che richiede tempo per adattarsi. È fondamentale avere aspettative realistiche e comprendere i tempi di adattamento del corpo a questo nuovo regime alimentare. Questo capitolo si dedica a esplorare come gestire le aspettative e comprendere il processo di adattamento del corpo alla dieta carnivora.

Comprendere la Transizione Metabolica

La dieta carnivora induce un cambiamento metabolico nel corpo, passando da un metabolismo basato sui carboidrati a uno basato sui grassi. Questo processo, noto come chetosi, può richiedere da pochi giorni a diverse settimane per completarsi. Durante questa fase, potresti sperimentare sintomi come affaticamento, mal di testa e irritabilità, comunemente noti come "keto flu". È importante riconoscere che questi sintomi sono temporanei e segno che il corpo si sta adattando.

Aspettative Temporali

Fase Iniziale (1-2 settimane): Nelle prime due settimane, il corpo inizia ad esaurire le riserve di glicogeno e ad entrare in chetosi. Questo può essere accompagnato da una perdita di peso iniziale, principalmente di acqua.

Fase di Adattamento (3-6 settimane): Questo è un periodo critico in cui il corpo si adatta a bruciare grassi come fonte primaria di energia. Gli adattamenti possono includere cambiamenti nell'energia, nella chiarezza mentale e nell'appetito.

Stabilizzazione (Dopo 6 settimane): Dopo circa sei settimane, molti si sentono più adattati alla dieta con livelli di energia stabili, riduzione della fame e miglioramenti generali nel benessere.

Gestione delle Aspettative

Perdita di Peso: Mentre alcuni individui sperimentano una rapida perdita di peso all'inizio, è importante capire che questo ritmo potrebbe non essere costante. Una parte di questa perdita iniziale è dovuta alla perdita di acqua e non rappresenta una perdita di grasso corporeo significativa.

Prestazioni Fisiche: Le prestazioni fisiche possono inizialmente diminuire durante la fase di adattamento, ma tendono a migliorare una volta completato l'adattamento alla dieta.

Benessere Mentale ed Emotivo: Molti riferiscono una maggiore chiarezza mentale e un miglioramento dell'umore una volta superata la fase di adattamento, ma è importante essere pazienti e non aspettarsi cambiamenti immediati.

Strategie di Supporto durante l'Adattamento

Idratazione e Elettroliti: Mantenere un'adeguata idratazione e bilancio elettrolitico può aiutare a mitigare i sintomi della "keto flu" durante la fase iniziale.

Ascolto del Corpo: Ascolta il tuo corpo e adatta la dieta di conseguenza. Se ti senti stanco o affamato, potrebbe essere necessario regolare l'apporto di grassi o proteine.

Supporto Sociale: Condividere l'esperienza con una comunità o con amici che comprendono la dieta può fornire un sostegno morale e pratico.

Adattamenti a Lungo Termine

Nel lungo termine, il corpo continua a fare adattamenti. Potresti scoprire che le tue esigenze nutrizionali o di energia cambiano nel tempo, e potrebbe essere necessario aggiustare di conseguenza la tua dieta.Anche dopo aver superato la fase iniziale di adattamento, il corpo può continuare a esperimentare cambiamenti e adattamenti nel corso del tempo. Questi possono essere influenzati da fattori come età, livello di attività fisica, cambiamenti ormonali o stress. È importante rimanere attenti e reattivi a questi segnali, adattando la dieta per soddisfare le esigenze in evoluzione del corpo. Ad esempio, potresti trovare che aumentare l'apporto di grassi o variare i tipi di carne consumati può aiutare a ottimizzare i livelli di energia o la composizione corporea.

Aspettative Realistiche sulla Salute

Mentre molti individui sperimentano miglioramenti significativi nella salute e nel benessere, è importante ricordare che la dieta carnivora non è una cura miracolosa per tutte le condizioni. Ogni persona è unica, e i risultati possono variare. Inoltre, condizioni preesistenti possono influenzare la reazione del corpo alla dieta.

Monitoraggio Continuo della Salute

Un controllo regolare della salute è fondamentale per valutare l'impatto della dieta carnivora. Questo può includere esami del sangue per monitorare i profili lipidici, i livelli di zucchero nel sangue e altri indicatori di salute. Un dialogo aperto con il tuo medico può aiutare a identificare eventuali aree di preoccupazione e ad assicurare che la dieta sia beneficiando la tua salute generale.

Affrontare le Fluttuazioni del Peso

Le fluttuazioni del peso possono essere comuni durante la transizione alla dieta carnivora e anche successivamente. Dopo la perdita iniziale di peso, principalmente acqua e glicogeno, il corpo può iniziare a regolare il suo metabolismo e la composizione corporea. È importante non concentrarsi esclusivamente sulla scala, ma piuttosto osservare i cambiamenti nella composizione corporea e nel benessere generale.

Ascolto e Intuizione

Imparare ad ascoltare il proprio corpo è una delle lezioni più preziose della dieta carnivora. Il corpo spesso comunica ciò di cui ha bisogno, sia che si tratti di più nutrienti, riposo o un cambiamento nella dieta. Sviluppare questa intuizione può aiutare a prendere decisioni più informate riguardo alla tua salute.

Equilibrio Emotivo e Salute Mentale

È importante riconoscere l'impatto della dieta sulla salute mentale ed emotiva. Alcuni trovano che una dieta carnivora contribuisce a una maggiore stabilità emotiva e chiarezza mentale, mentre altri potrebbero dover affrontare sfide, come la gestione delle reazioni sociali o la nostalgia di cibi non conformi alla dieta.

Strategie di Coping per Momenti Difficili

Sviluppare strategie di coping per i momenti difficili è fondamentale. Questo può includere tecniche di rilassamento, attività fisica, o semplicemente la ricerca di supporto da amici, familiari o comunità online. Ricorda che la dieta è solo una parte del tuo viaggio verso la salute e il benessere.

Esplorazione e Sperimentazione

Anche all'interno dei confini della dieta carnivora, c'è spazio per esplorazione e sperimentazione. Prova diversi tipi di carne, sperimenta con vari metodi di cottura e tempi dei pasti per vedere cosa funziona meglio per te. Questa sperimentazione può rendere la dieta più piacevole e sostenibile nel tempo.

La gestione delle aspettative e la comprensione dei tempi di adattamento del corpo sono fondamentali per una transizione di successo e sostenibile alla dieta carnivora. È un processo che richiede pazienza, ascolto attento e una volontà di adattarsi e sperimentare. Mantenendo un approccio equilibrato e integrato, considerando sia la salute fisica che quella mentale, puoi massimizzare i benefici di questa dieta unica. Con il tempo e l'impegno, la dieta carnivora può diventare più di una semplice scelta alimentare; può diventare un percorso di scoperta personale e di benessere a lungo termine.

4. La Spesa Ideale

La spesa per la dieta cheto carnivora è un elemento fondamentale per assicurarsi di aderire correttamente al regime alimentare e di sfruttarne i benefici. In questo capitolo, "La Spesa Ideale", esploreremo come organizzare la tua spesa per supportare efficacemente la tua transizione e mantenimento della dieta cheto carnivora.

La chiave per una spesa efficace nella dieta cheto carnivora è concentrarsi sulla qualità e varietà delle fonti proteiche. Considera i seguenti elementi:

1. **Qualità della Carne:** Poni la massima attenzione nella scelta della carne. Preferisci carne proveniente da animali allevati al pascolo o biologici, in quanto spesso contengono un profilo nutrizionale migliore, con maggiori livelli di acidi grassi omega-3 e meno additivi. Include varietà come manzo, agnello, maiale, pollame e selvaggina.

2. **Pesce e Frutti di Mare:** Includi pesce grasso, come salmone, sgombro e sardine, ricchi di omega-3. I frutti di mare offrono anche un'eccellente varietà e sono ricchi di nutrienti.

3. **Organi e Frattaglie:** Non dimenticare gli organi e le frattaglie, come fegato, cuore e reni. Questi alimenti sono estremamente nutrienti, ricchi di vitamine essenziali come la vitamina A, vitamina B12, ferro e zinco.

4. **Uova:** Le uova sono una fonte eccellente di proteine e grassi, oltre a essere versatili nella preparazione. Scegli uova da allevamenti all'aperto o biologiche quando possibile.

5. **Prodotti Lattiero-Caseari Selezionati:** Se scegli di includere prodotti lattiero-caseari, opta per quelli a basso contenuto di carboidrati come formaggi stagionati, burro e panna. Tuttavia, alcuni possono dover limitare o evitare i latticini a causa di sensibilità o per massimizzare gli effetti della dieta.

6. **Acqua e Liquidi:** Anche se l'acqua dovrebbe essere la tua principale fonte di idratazione, potresti considerare anche

brodo di carne o di ossa, che può fornire elettroliti e altri
nutrienti utili.

7. **Supplementi:** A seconda delle tue esigenze individuali, potresti
   considerare supplementi come magnesio, potassio, sodio (in
   caso di carenze), e omega-3, specialmente se il consumo di
   pesce è limitato.

8. **Pianificazione e Budget:** Pianifica la tua spesa in anticipo per
   evitare acquisti impulsivi di cibi non conformi alla dieta. Essere
   consapevoli del budget è importante, in quanto alcuni
   prodotti, soprattutto carne di alta qualità e biologica, possono
   essere più costosi.

9. **Frequenza della Spesa:** Considera la frequenza delle tue visite
   al supermercato o alla macelleria. Avere una scorta adeguata
   di carne in frigorifero o nel freezer può aiutare a mantenere la
   coerenza nella dieta senza dover fare la spesa troppo
   frequentemente.

10. **Sperimentazione e Varietà:** Non esitare a sperimentare con
    diversi tagli di carne e varietà di pesce. Questo non solo rende
    la dieta più interessante, ma garantisce anche un'ampia
    gamma di nutrienti.

Concludendo, la spesa ideale per la dieta cheto carnivora richiede un
approccio mirato e consapevole. Concentrandosi sulla qualità, varietà
e nutrizione, puoi garantire che la tua dieta sia non solo in linea con gli
obiettivi cheto carnivori, ma anche piacevole e sostenibile nel lungo
termine. La pianificazione accurata e la scelta consapevole degli
alimenti sono fondamentali per massimizzare i benefici di questo stile
alimentare unico.

Nella dieta cheto carnivora, la scelta delle carni e dei prodotti animali è fondamentale per assicurarsi una nutrizione ottimale e variata. Questo capitolo, "Lista della spesa: quali carni e prodotti animali scegliere", si dedica a esplorare i diversi tipi di carne e prodotti animali adatti per questa dieta, fornendo consigli su come selezionarli per massimizzare i benefici nutrizionali e gustativi.

Selezione delle Carni

1. **Manzo:** Il manzo è una scelta eccellente per la dieta cheto carnivora, ricco di proteine, ferro e vitamine del gruppo B. Preferisci tagli grassi per un buon equilibrio tra proteine e grassi, e opta per carne proveniente da animali alimentati a erba per un profilo nutrizionale superiore.
2. **Agnello e Capra:** Queste carni sono ottime fonti di grassi sani e micronutrienti. Sono generalmente ricche di grassi saturi, ideali per la dieta cheto carnivora, e offrono una buona varietà al regime alimentare.
3. **Maiale:** Anche se un po' più ricco di proteine e meno di grassi rispetto ad altre carni, il maiale è una buona aggiunta alla dieta. Considera tagli come pancetta, spalla e costine, che hanno un maggiore contenuto di grassi.
4. **Pollame:** Il pollame, come pollo, tacchino e anatra, può essere incluso, ma è importante concentrarsi sui tagli più grassi come cosce e ali, e considerare l'aggiunta di pelle per aumentare il contenuto di grassi.
5. **Selvaggina:** Carne di cervo, alce e altre selvaggine sono scelte eccellenti, ricche di proteine e con un profilo di grassi diverso rispetto alla carne di allevamento. Tendono ad essere più magre, quindi potrebbe essere necessario aggiungere grassi extra nel prepararle.

Pesce e Frutti di Mare

1. Pesce Grassi: Salmone, sgombro, aringhe e sardine sono ricchi di acidi grassi omega-3 e sono eccellenti per la dieta cheto carnivora. Scegli pesci selvatici quando possibile per una qualità superiore.
2. Frutti di Mare: Gamberi, capesante, aragoste e altre varietà di frutti di mare offrono non solo un'ottima fonte di proteine, ma anche una diversità nel sapore e nelle testure. Sono anche ricchi di minerali come iodio e zinco.

Frattaglie

1. Fegato: Ricco di vitamina A, ferro e molte altre vitamine essenziali, il fegato è uno dei super alimenti della dieta carnivora. Altre frattaglie, come cuore e reni, sono anche nutrienti e forniscono una varietà di gusti e benefici.
2. Altre Frattaglie: Considera di includere anche lingua, guanciale, trippa e cervella. Ognuna di queste offre un profilo nutrizionale unico e può aggiungere varietà alla dieta.

Uova

Le uova sono incredibilmente nutrienti e versatili. Ricche di vitamine, minerali e grassi sani, sono una colazione ideale nella dieta cheto carnivora. Le uova di galline allevate all'aperto o biologiche sono preferibili per la loro qualità superiore.

Prodotti Lattiero-Caseari (Opzionali)

Se scegli di includere prodotti lattiero-caseari, opta per quelli a basso contenuto di carboidrati e ad alto contenuto di grassi come formaggi stagionati, burro, panna e yogurt greco. Tuttavia, è importante monitorare la risposta del proprio corpo ai latticini, in quanto alcune persone possono trovarli problematici.

Acquisti Strategici

L'approccio agli acquisti per la dieta cheto carnivora dovrebbe essere sia strategico che consapevole, per assicurare non solo l'aderenza alla dieta, ma anche per garantire la sostenibilità e la qualità dell'alimentazione.

1. Sostenibilità e Etica: Considera l'impatto ambientale e le questioni etiche legate alla produzione di carne. Scegliere carne da fonti sostenibili, come gli allevamenti al pascolo, contribuisce a ridurre l'impatto ecologico e supporta pratiche di allevamento etiche.
2. Approfondire la Conoscenza delle Diverse Carni: Informarsi sulle diverse qualità nutrizionali dei vari tipi di carne può aiutarti a fare scelte più informate. Ogni tipo di carne ha un suo profilo unico di grassi, proteine e micronutrienti.
3. Preparazioni Variegate: Acquisire competenze nella preparazione della carne può arricchire l'esperienza della dieta cheto carnivora. Tecniche come l'affumicatura, la brasatura, il barbecue e la cottura lenta non solo esaltano i sapori, ma possono anche rendere la carne più tenera e digeribile.
4. Acquisto all'Ingrosso: Considera di acquistare carne in quantità più grandi, possibilmente direttamente da fattorie o macellai, per ottenere prezzi migliori e garantire la qualità.
5. Conservazione e Preparazione: Impara a conservare correttamente la carne (congelamento, refrigerazione) e a prepararla in modi che conservino il suo valore nutrizionale e il gusto.
6. Diversificazione della Dieta: Pur mantenendo il focus sulle proteine animali e i grassi, cerca di variare il più possibile all'interno di queste categorie per garantire un ampio spettro di nutrienti e per mantenere la dieta interessante e piacevole.

Bilanciamento del Budget

1. Ricerca di Offerte e Promozioni: Tieni d'occhio le offerte speciali o le vendite all'ingrosso. Molti macellai o negozi offrono sconti per acquisti più grandi, che possono essere economicamente vantaggiosi.
2. Equilibrio tra Costo e Qualità: Mentre la qualità dovrebbe essere una priorità, è importante bilanciare questo aspetto con il tuo budget. A volte, tagli meno costosi di carne possono

essere altrettanto nutrienti e gustosi se preparati correttamente.

Aspetti Pratici della Conservazione

1. Uso del Freezer: Avere un freezer adeguato è vitale per conservare grandi quantità di carne. Imparare a congelare correttamente la carne può aiutare a preservarne il sapore e le qualità nutrizionali.
2. Rotazione degli Alimenti: Gestisci la tua scorta di carne in modo che i più vecchi vengano consumati per primi. Questo aiuta a mantenere la freschezza e riduce gli sprechi.

Coinvolgimento della Famiglia

Se vivi con la famiglia o condividi pasti con altri, è utile coinvolgerli nella tua scelta alimentare. Questo può includere la preparazione di pasti che tutti possono godere, anche se alcuni membri della famiglia potrebbero non seguire una dieta cheto carnivora.

In conclusione, organizzare una spesa efficace per la dieta cheto carnivora richiede una pianificazione attenta e una considerazione per la qualità, la varietà e la sostenibilità delle carni e dei prodotti animali scelti. Integrando queste considerazioni con una gestione attenta del budget e una conservazione adeguata, puoi garantire che la tua dieta non solo sia nutriente e aderente ai principi cheto carnivori, ma anche piacevole e sostenibile nel lungo termine. Attraverso una scelta consapevole e un approccio informato agli acquisti, la dieta cheto carnivora può diventare un viaggio culinario tanto quanto un percorso di salute e benessere.

Nella dieta cheto carnivora, comprendere l'etichettatura dei prodotti e la loro provenienza è essenziale per fare scelte alimentari informate e responsabili. Questo capitolo, "Comprendere l'etichettatura dei prodotti e la provenienza", è dedicato all'analisi delle informazioni che si possono trovare sulle etichette dei prodotti animali e a come interpretarle per garantire la migliore qualità possibile della carne e dei prodotti animali.

L'Importanza dell'Etichettatura

Le etichette dei prodotti forniscono informazioni cruciali riguardo alla provenienza, al metodo di allevamento, alla nutrizione e a eventuali additivi presenti nella carne. Essere in grado di leggere e comprendere queste etichette è fondamentale per fare scelte consapevoli e in linea con i propri principi di salute e sostenibilità.

Provenienza della Carne

Allevamento al Pascolo vs Allevamento Intensivo: La carne proveniente da animali allevati al pascolo tende ad essere superiore in termini di profilo nutrizionale, con un più alto contenuto di acidi grassi omega-3 e antiossidanti. Le etichette dovrebbero indicare se la carne proviene da animali allevati al pascolo.

Alimentazione degli Animali: Cerca indicazioni sull'alimentazione degli animali. "Alimentati a erba" o "grass-fed" indica che gli animali sono stati alimentati con un regime naturale a base di erba, mentre "grain-fed" indica un'alimentazione basata su cereali.

Certificazioni e Sigilli di Qualità: Presta attenzione alle certificazioni che possono indicare standard più elevati in termini di benessere animale e pratiche sostenibili, come "biologico", "senza OGM" e "benessere animale certificato".

Etichettatura Nutrizionale

Macronutrienti: Le etichette forniscono informazioni sui macronutrienti - proteine, grassi e carboidrati. Nella dieta cheto carnivora, è importante concentrarsi sul rapporto tra proteine e grassi.

Additivi e Conservanti: Verifica la presenza di additivi, conservanti o altri ingredienti non desiderati. Alcuni prodotti carnei, come insaccati e affumicati, possono contenere additivi che non sono conformi ai principi della dieta cheto carnivora.

Pesce e Frutti di Mare

Pesca Sostenibile: Per il pesce, cerca etichette che indichino pratiche di pesca sostenibile, come il sigillo "MSC" per la pesca marina sostenibile.

Allevamento di Pesce: Nel caso di pesce d'allevamento, cerca informazioni sull'ambiente di allevamento e sulla dieta degli animali. Il pesce allevato in condizioni di sovraffollamento o alimentato in modo inappropriato può avere un profilo nutrizionale inferiore.

Uova e Latticini

Metodi di Allevamento delle Galline: Per le uova, le etichette possono indicare se le galline sono state allevate all'aperto o in gabbia. Uova da galline allevate all'aperto sono generalmente preferibili.

Prodotti Lattiero-Caseari: Per i latticini, oltre alla composizione nutrizionale, verifica l'origine del latte e le tecniche di lavorazione. I latticini provenienti da latte di animali alimentati a erba e minimamente lavorati sono generalmente più in linea con la dieta cheto carnivora.

Lettura Critica e Ricerca

Sviluppa l'abitudine di leggere criticamente le etichette e fare ricerche quando necessario. In caso di dubbi o mancanza di chiarezza, non esitare a contattare il produttore per maggiori informazioni.

Comprendere l'etichettatura dei prodotti e la loro provenienza è un passo cruciale per garantire che la tua dieta cheto carnivora sia non solo nutrizionalmente adeguata, ma anche in linea con i tuoi valori di salute e sostenibilità. Scegliere prodotti di qualità, provenienti da fonti affidabili e prodotti in modo sostenibile e etico, contribuisce non solo al tuo benessere personale, ma anche a quello dell'ambiente e degli animali. Con una lettura attenta e informata delle etichette, puoi diventare un consumatore più consapevole e responsabile, assicurandoti che ogni scelta alimentare sostenga il tuo percorso verso una salute ottimale e un benessere a lungo termine.

Nel quadro della dieta cheto carnivora, fare la spesa in modo economico e sostenibile è fondamentale. Questo capitolo, "Consigli per la spesa economica e sostenibile", fornisce strategie pratiche per ottimizzare il budget senza compromettere la qualità e l'integrità della dieta, assicurando che le scelte alimentari siano rispettose dell'ambiente e sostenibili nel lungo termine.

1. Pianificazione e Budget

La pianificazione è la chiave per una spesa economica. Prima di andare a fare la spesa, è utile stilare un piano settimanale dei pasti. Questo non solo impedisce acquisti impulsivi, ma assicura anche che si acquisti solo ciò che è necessario, riducendo gli sprechi.

Elaborazione di un Budget: Stabilisci un budget settimanale o mensile per la spesa alimentare. Essere consapevoli di quanto si può spendere aiuta a prendere decisioni di acquisto più mirate.

Lista della Spesa: Fai una lista dettagliata e attieniti ad essa quando vai a fare la spesa. Questo impedisce acquisti non pianificati che possono aumentare il costo totale.

2. Acquisti All'Ingrosso e Offerte

Acquistare all'ingrosso è un modo efficace per ridurre i costi. Molti macellai e rivenditori offrono prezzi scontati per l'acquisto di grandi quantità di carne.

Ricerca di Offerte: Tieni d'occhio le offerte speciali e le vendite. A volte, i tagli di carne meno popolari o le scorte in eccesso possono essere acquistati a prezzi ridotti.

Condivisione degli Acquisti: Se lo spazio di conservazione è un problema, considera la possibilità di dividere gli acquisti all'ingrosso con amici o familiari che seguono una dieta simile.

3. Selezione dei Tagli di Carne

Tagli Meno Costosi: Esplora tagli di carne meno costosi. Spesso, tagli come petto di manzo, spalla di maiale o cosce di pollo sono più economici e possono essere deliziosi se cucinati correttamente.

Utilizzo Completo: Impara a utilizzare l'intero animale. L'utilizzo di frattaglie, ossa per brodi e tagli meno comuni non solo è economico, ma anche nutrizionalmente vantaggioso.

4. Acquisti Locali e Stagionali

Acquistare carne da fonti locali può essere sia economico che sostenibile. La carne proveniente da allevamenti locali spesso ha un costo inferiore a quella importata e supporta l'economia locale.

Mercati Locali e Agricoltori: Esplora i mercati degli agricoltori locali o direttamente dagli allevatori. Questi luoghi spesso offrono carne di alta qualità a prezzi competitivi.

Acquisti Stagionali: Sfrutta i prodotti stagionali, specialmente per pesce e frutti di mare, che possono essere più abbondanti e meno costosi in determinati periodi dell'anno.

5. Sostenibilità e Impatto Ambientale

Essere consapevoli dell'impatto ambientale della carne è importante. Scegliere carne da allevamenti sostenibili non solo è meglio per l'ambiente, ma spesso significa anche una qualità superiore del prodotto.

Allevamenti Sostenibili: Cerca carne da allevamenti che praticano metodi sostenibili e rispettosi dell'ambiente. Sebbene possa essere leggermente più costosa, la qualità superiore giustifica il prezzo.

Riduzione degli Imballaggi: Quando possibile, scegli opzioni con meno imballaggi. Portare i propri contenitori riutilizzabili può ridurre ulteriormente i rifiuti.

6. Sfruttamento Efficiente delle Risorse

Massimizzare l'utilizzo di ciò che acquisti è essenziale per ridurre gli sprechi e risparmiare denaro.

Conservazione e Preparazione: Impara le tecniche di conservazione e preparazione per prolungare la freschezza della carne. Congelare correttamente la carne in eccesso e utilizzare le avanzi in modi creativi può ridurre significativamente gli sprechi.

Utilizzo Completo della Carne: Sfrutta al massimo la carne acquistata. Ad esempio, le ossa possono essere utilizzate per fare brodo nutriente, mentre le parti grasse possono essere utilizzate per aggiungere sapore e nutrienti ad altri piatti.

Fare la spesa in modo economico e sostenibile per la dieta cheto carnivora richiede pianificazione, creatività e consapevolezza. Scegliere con cura i tagli di carne, sfruttare offerte e acquisti all'ingrosso, e supportare i produttori locali e sostenibili non solo aiuta a rispettare il budget, ma contribuisce anche alla salute personale e alla sostenibilità ambientale. Con questi consigli, è possibile godere dei benefici della dieta cheto carnivora mantenendo un impatto positivo sul portafoglio e sull'ambiente.

La gestione delle scelte alimentari in situazioni sociali è una sfida significativa per chi segue la dieta cheto carnivora. Essere in contesti sociali, come cene, feste o ristoranti, richiede una strategia per mantenere la coerenza con la dieta senza compromettere le relazioni sociali o l'esperienza personale. Questo capitolo, "Gestire le scelte alimentari in situazioni sociali", esplora come navigare in queste situazioni mantenendo l'adesione alla dieta.

1. Preparazione e Pianificazione

Informare in Anticipo: Quando possibile, informa gli ospiti o i ristoratori delle tue restrizioni alimentari in anticipo. Questo può aiutare a evitare situazioni imbarazzanti e garantire che ci siano opzioni adatte disponibili.

Pianificazione dei Pasti: Se stai andando a una festa o a un evento, considera di mangiare in anticipo per non arrivare affamato. Questo può ridurre la tentazione di deviare dalla dieta.

2. Comunicazione Efficace

Essere Diretti ma Gentili: Quando spieghi le tue scelte alimentari, sii diretto ma gentile. Non è necessario entrare in dettagli medici o nutrizionali, ma piuttosto spiegare che segui una dieta specifica per motivi di salute.

Evitare Dibattiti: Se qualcuno si interessa o critica la tua dieta, evita dibattiti prolungati o difensive. Puoi semplicemente affermare che questa è una scelta personale che funziona per te.

3. Scegliere Ristoranti Adatti

Selezione del Ristorante: Quando possibile, scegli ristoranti che offrono opzioni carnivore-friendly, come steakhouse o griglierie. Questi luoghi avranno più probabilità di soddisfare le tue esigenze alimentari.

Richieste Specifiche: Non esitare a fare richieste specifiche in un ristorante, come la rimozione di contorni a base di carboidrati o la preparazione di piatti senza salse zuccherate o marinature.

4. Navigare nelle Cene Sociali

Portare un Piatto: Se sei invitato a una cena, considera di portare un piatto che sia in linea con la tua dieta. Questo garantisce che ci sia qualcosa che puoi mangiare e permette agli altri di provare la tua cucina.

Focus sulla Socializzazione: In contesti sociali, sposta il focus dal cibo alla socializzazione. Goditi la compagnia e le conversazioni, piuttosto che concentrarti esclusivamente sul cibo.

5. Viaggi e Vacanze

Pianificazione in Viaggio: Durante i viaggi, pianifica in anticipo. Cerca ristoranti e opzioni alimentari lungo il percorso e considera di portare snack conformi alla dieta.

Flessibilità nei Limiti della Dieta: In vacanza, potrebbe essere necessario esercitare una certa flessibilità. Se le opzioni sono limitate, scegli il più vicino possibile alla tua dieta, senza stressarti eccessivamente.

6. Gestione delle Reazioni degli Altri

Spiegazioni Brevi: Sii preparato a dare spiegazioni brevi e positive sulla tua dieta. Una risposta semplice come "Ho scoperto che questo modo di mangiare è il migliore per la mia salute" di solito è sufficiente.

Evitare Giustificazioni: Non sentirti obbligato a giustificare o difendere la tua dieta. La tua salute e il tuo benessere sono la tua priorità.

7. Accettare la Flessibilità Quando Necessario

Adattabilità: In alcune situazioni, potrebbe essere necessario adattarsi, specialmente se le opzioni carnivore-friendly sono limitate. In questi casi, scegli l'opzione più vicina alla tua dieta, senza colpevolizzare te stesso.

Mantenere una Prospettiva Equilibrata

Priorità alla Salute e alle Relazioni Sociali: Ricorda che, sebbene la dieta sia importante, mantenere relazioni sociali sane e godersi la vita è altrettanto cruciale. Trova un equilibrio tra aderire alla tua dieta e partecipare a momenti sociali significativi. Mantenere un equilibrio tra l'aderenza alla dieta cheto carnivora e la partecipazione a eventi sociali è essenziale per il tuo benessere generale. Ricorda che il modo in cui gestisci la tua dieta in situazioni sociali può avere un impatto significativo sulla tua esperienza generale e sulla percezione degli altri.

8. Gestione dei Momenti Difficili

Gestire le Tentazioni: In situazioni sociali, puoi trovarti di fronte a cibi allettanti che non sono conformi alla tua dieta. Preparati mentalmente a queste tentazioni e ricorda i motivi per cui hai scelto la dieta carnivora.

Stress e Pressione Sociale: In alcune occasioni, potresti sentire la pressione di conformarti alle scelte alimentari degli altri. Ricorda che va bene stare fermi sulle tue decisioni e non cedere a pressioni esterne.

9. Costruire una Rete di Supporto

Cerchia Sociale di Supporto: Circondati di amici e familiari che rispettano la tua scelta di dieta e offrono supporto. Avere un sistema di supporto può rendere molto più facile gestire la dieta in situazioni sociali.

Condivisione delle Esperienze: Condividere le tue esperienze con altri che seguono diete simili può fornire consigli utili e incoraggiamento. I gruppi online o le comunità locali possono essere risorse preziose.

10. La Flessibilità è la Chiave

Accettare le Eccezioni: Capire che ci possono essere eccezioni rare alla tua dieta. Se per motivi sociali o pratici devi deviare leggermente dalla tua dieta, non essere troppo duro con te stesso.

Ritorno al Percorso: Dopo un'eccezione, pianifica come ritornare alla tua dieta regolare. Ricorda, una deviazione occasionale non deve sconvolgere il tuo progresso complessivo.

11. Consigli Pratici per Eventi Specifici

Matrimoni e Grandi Eventi: In grandi eventi come matrimoni, contatta in anticipo gli organizzatori per discutere delle opzioni di cibo. Se non è possibile adattare il menu, considera di mangiare in anticipo o di portare uno spuntino appropriato.

Cene Aziendali e Riunioni: Durante eventi aziendali, sii discreto ma chiaro sulle tue esigenze alimentari. In contesti formali, spesso c'è una maggiore flessibilità nel personalizzare i pasti.

12. La Dieta non Definisce la Tua Vita Sociale

Oltre il Cibo: Ricorda che la socializzazione e gli eventi non ruotano esclusivamente attorno al cibo. Concentrati sulle relazioni, le conversazioni e l'esperienza complessiva.

Gestione delle Percezioni: Sei tu a definire come la tua dieta viene percepita dagli altri. Affrontarla con fiducia e positività può influenzare positivamente come gli altri reagiscono alle tue scelte alimentari.

Gestire le scelte alimentari in situazioni sociali mentre si segue la dieta cheto carnivora richiede equilibrio, comunicazione efficace e, talvolta, un grado di flessibilità. Attraverso una pianificazione attenta, l'affermazione delle tue scelte e la costruzione di una rete di supporto, puoi mantenere l'adesione alla tua dieta senza sacrificare la tua vita sociale. Ricorda, la tua dieta è solo una parte della tua vita complessiva, e imparare a gestirla efficacemente in contesti sociali è un passo importante verso una vita sana e soddisfacente.

Per chi segue la dieta cheto carnivora, la gestione di allergie o intolleranze alimentari richiede attenzione particolare. Questo capitolo, "Alternative per coloro che hanno limitazioni (allergie, intolleranze)", esplora come adattare la dieta cheto carnivora alle esigenze individuali, garantendo che le restrizioni alimentari non ostacolino i benefici nutritivi e la soddisfazione della dieta.

Identificazione di Allergie e Intolleranze

Diagnosi Professionale: Se sospetti di avere allergie o intolleranze alimentari, è importante consultare un professionista della salute per una diagnosi accurata. Questo può includere test allergologici o piani di eliminazione guidati.

Registrazione delle Reazioni Alimentari: Tenere un diario alimentare dettagliato può aiutare a identificare i cibi che causano reazioni avverse. Registra ciò che mangi e qualsiasi sintomo che segue il consumo di determinati alimenti.

Gestione delle Allergie Comuni nella Dieta Carnivora

Allergia alle Uova: Per coloro che sono allergici alle uova, concentrarsi su una maggiore varietà di carni e frattaglie può aiutare a compensare la perdita di questa fonte di proteine e nutrienti.

Intolleranza ai Latticini: Se i latticini causano problemi, è possibile seguire una versione della dieta cheto carnivora escludendoli completamente. Fortunatamente, la dieta carnivora si basa principalmente su carne e pesce, rendendo facile evitare i latticini.

Reazioni a Specifici Tipi di Carne: In rari casi, alcune persone possono sperimentare reazioni a certi tipi di carne. In questi casi, è importante diversificare le fonti proteiche con altre varietà di carne e pesce.

Alternative Nutrizionali

Sostituti di Uova e Latticini: Se le uova o i latticini sono off-limits, considera l'incremento di altri alimenti ricchi di nutrienti come il fegato o il pesce grasso, che possono fornire vitamine e minerali essenziali.

Frattaglie per Nutrienti: Le frattaglie sono incredibilmente nutrienti e possono essere un'ottima alternativa per coloro che hanno limitazioni alimentari. Ad esempio, il fegato è una ricca fonte di vitamina A, ferro e vitamina B12.

Strategie di Cottura e Preparazione

Metodi di Cottura Alternativi: Per coloro che hanno reazioni a determinati metodi di cottura, esplorare alternative come bollire, stufare o cuocere a vapore può essere utile.

Cottura a Bassa Temperatura: La cottura a bassa temperatura o l'uso di metodi come il sous-vide possono ridurre il rischio di formazione di composti che alcune persone potrebbero trovare irritanti.

Integratori e Supporto Nutrizionale

Supplementazione: In caso di esclusione di specifici gruppi alimentari, potrebbe essere necessaria la supplementazione per garantire un apporto adeguato di nutrienti essenziali.

Consultazione con Esperti: Lavorare con un dietologo o un nutrizionista può aiutare a formulare un piano alimentare che soddisfi le esigenze nutrizionali senza provocare reazioni avverse.

Alternative in Contesti Sociali

Comunicazione Chiara: In situazioni sociali, sii chiaro riguardo alle tue limitazioni alimentari. Se ospitato da altri, offri di portare un piatto che puoi mangiare.

Ristoranti e Menu Personalizzati: Nei ristoranti, non esitare a chiedere modifiche ai piatti per accomodare le tue restrizioni alimentari.

Ascolto del Proprio Corpo

Risposte Individuali: Ogni persona ha una risposta unica agli alimenti. Ascolta attentamente il tuo corpo e fai attenzione a come reagisce a diversi alimenti e preparazioni. L'ascolto attento del proprio corpo è fondamentale, soprattutto quando si hanno limitazioni alimentari. Ogni persona ha un suo modo unico di reagire agli alimenti, e ciò che funziona per uno potrebbe non essere ideale per un altro. Prestare attenzione ai segnali che il corpo invia in risposta agli alimenti consumati è essenziale per capire cosa funziona meglio per te. Sintomi come gonfiore, disagio digestivo, eruzioni cutanee o stanchezza possono essere indicatori che un particolare alimento non è adatto al tuo corpo.

Adattare la Dieta alle Proprie Esigenze

Personalizzazione del Regime Alimentare: Non esiste una "taglia unica" quando si tratta di dieta, soprattutto per chi ha restrizioni alimentari. Adatta la tua dieta carnivora per soddisfare le tue esigenze nutrizionali, evitando gli alimenti che causano problemi.

Esperimenti Cauti: Se non sei sicuro se un alimento specifico ti provoca problemi, prova ad eliminarlo per un periodo e poi reintrodurlo per vedere come reagisci. Questo può aiutare a identificare gli alimenti problematici.

Consultazione con Esperti

Supporto Professionale: Un dietologo o nutrizionista può aiutarti a navigare nella dieta carnivora con restrizioni alimentari. Possono offrire consigli su come ottenere tutti i nutrienti necessari, pur evitando cibi che causano problemi.

Monitoraggio della Salute: Un controllo regolare della salute è importante, soprattutto per coloro che eliminano certi gruppi alimentari. Un medico può aiutare a monitorare parametri come i livelli di nutrienti, la salute del sistema immunitario e la funzione degli organi.

Gestione Emotiva delle Limitazioni Alimentari

Accettazione: Accettare che hai limitazioni alimentari può essere difficile, ma è un passo importante. Riconoscere e accettare le tue restrizioni può aiutarti a sentirsi più a tuo agio con la tua dieta.

Supporto Emotivo: Parlare delle tue sfide con amici, familiari o gruppi di supporto può essere utile. Sentirsi capiti e supportati può rendere la gestione delle restrizioni alimentari meno stressante.

Creatività nella Cucina

Esplorare Nuovi Modelli di Cottura: Sperimentare con diversi metodi di cottura può aiutare a mantenere la dieta interessante e gustosa. Esplorare ricette diverse può anche aiutare a trovare modi per includere una varietà di alimenti consentiti nella tua dieta.

Variazione dei Tagli e dei Tipi di Carne: Varia i tagli di carne e prova diversi tipi di pesce e frattaglie. Questo non solo mantiene le cose interessanti, ma aiuta anche a garantire una gamma completa di nutrienti.

Gestire le limitazioni alimentari come allergie e intolleranze all'interno della dieta cheto carnivora richiede una combinazione di ascolto attento del proprio corpo, adattamento personale, consultazione con esperti e supporto emotivo. Incorporare queste strategie può aiutare a garantire che la tua dieta non solo sia sicura e conforme alle tue esigenze, ma anche soddisfacente e nutriente. Attraverso un approccio attento e personalizzato, è possibile sperimentare i benefici della dieta cheto carnivora pur rispettando le proprie esigenze alimentari uniche. Con creatività, supporto e una comprensione approfondita delle proprie limitazioni, è possibile vivere uno stile di vita cheto carnivoro sano e appagante.

5. Strutturare il Tuo Piano Alimentare

L'efficacia della dieta cheto carnivora dipende fortemente dalla strutturazione di un piano alimentare che si adatti alle tue esigenze personali, obiettivi e stile di vita. In questo capitolo, "Strutturare il Tuo Piano Alimentare", esploreremo come organizzare e implementare un regime alimentare che sia non solo nutrizionalmente completo, ma anche realistico e sostenibile nel tempo.

Valutazione delle Esigenze Individuali: Prima di tutto, considera le tue esigenze nutrizionali uniche. Ciò include tenere conto del tuo metabolismo, livello di attività fisica, obiettivi di salute e possibili restrizioni alimentari. Questa valutazione iniziale ti guiderà nella scelta dei tipi di carne e nella quantità di cibo da consumare.

Frequenza dei Pasti: Decidi quanti pasti al giorno funzionano meglio per te. Alcuni preferiscono il tradizionale schema di tre pasti al giorno, mentre altri optano per due pasti più sostanziosi o per il digiuno intermittente. Ascolta il tuo corpo e adatta la frequenza dei pasti alle tue risposte fisiologiche e al tuo stile di vita.

Bilanciamento di Grassi e Proteine: Trova il giusto equilibrio tra proteine e grassi. Mentre la dieta cheto carnivora è ricca di entrambi, è importante regolare le proporzioni in base alle tue esigenze metaboliche e ai tuoi obiettivi, come la perdita di peso o il miglioramento della composizione corporea.

Variazione delle Fonti di Carne: Includi una varietà di carni nel tuo piano alimentare. Diversificare le fonti proteiche può non solo prevenire la monotonia, ma anche garantire un ampio spettro di nutrienti. Alterna tra manzo, maiale, agnello, pollame, pesce e frattaglie.

Gestione della Quantità di Cibo: Determina le quantità di cibo che ti soddisfano e ti sostengono. Ascoltare i segnali di fame e sazietà del tuo corpo è essenziale per regolare le porzioni.

Integrazione, se Necessario: Considera l'integrazione con vitamine e minerali se il tuo piano alimentare non copre tutte le tue esigenze nutrizionali. Questo è particolarmente importante per nutrienti come la vitamina D o gli omega-3, in particolare se il consumo di determinati alimenti è limitato.

Monitoraggio e Adattamento: Il tuo piano alimentare dovrebbe essere flessibile. Monitora regolarmente i tuoi progressi, come il benessere generale, i livelli di energia, la composizione corporea e la salute complessiva. Sii pronto a fare adeguamenti in base ai cambiamenti nelle tue esigenze o obiettivi.

Sostenibilità a Lungo Termine: Sviluppa un piano che puoi sostenere a lungo termine. Questo significa trovare un equilibrio che si adatti al tuo stile di vita, alle tue preferenze e che possa essere mantenuto senza eccessivo stress o complicazioni.

Consultazione Professionale: Non esitare a cercare il supporto di un nutrizionista o di un professionista della salute specializzato in diete chetogeniche o carnivore. Possono fornire guida e assicurare che il tuo piano alimentare sia bilanciato e adatto alle tue esigenze individuali.

In conclusione, strutturare il tuo piano alimentare nella dieta cheto carnivora richiede un'attenta considerazione delle tue esigenze personali, obiettivi e stile di vita. Un piano ben pensato può aiutarti a massimizzare i benefici di questa dieta, garantendo al contempo che sia nutrizionalmente completo, soddisfacente e sostenibile a lungo termine. Con un approccio flessibile e adattabile, la dieta cheto carnivora può diventare un percorso piacevole e salutare verso il raggiungimento dei tuoi obiettivi di salute e benessere.

La creazione di un piano alimentare efficace nella dieta cheto carnivora richiede la comprensione e l'applicazione di alcuni principi di base. Questi principi aiutano a garantire che il piano sia nutrizionalmente completo, adatto alle esigenze individuali e sostenibile a lungo termine. Nel capitolo "Principi di base nella creazione di un piano alimentare", approfondiremo questi concetti fondamentali.

1. Comprendere i Propri Bisogni Nutrizionali

Ogni individuo ha esigenze nutrizionali uniche, influenzate da fattori come età, sesso, livello di attività fisica, stato di salute generale e obiettivi specifici (come perdita di peso, guadagno muscolare o mantenimento della salute). È fondamentale riconoscere e comprendere questi bisogni per sviluppare un piano alimentare efficace.

2. Bilanciamento di Grassi e Proteine

Nella dieta cheto carnivora, il bilanciamento tra grassi e proteine è cruciale. Le proteine sono essenziali per la costruzione e il mantenimento dei muscoli, mentre i grassi sono vitali per fornire energia e supportare le funzioni cellulari. Trovare il giusto equilibrio aiuta a ottimizzare sia la nutrizione che l'energia.

3. Qualità delle Fonti Proteiche

La scelta delle fonti proteiche ha un impatto significativo sulla qualità della dieta. Preferire carni di alta qualità da animali allevati al pascolo o biologici, pesce selvatico e uova da galline allevate all'aperto può fornire un profilo nutrizionale superiore.

4. Inclusione di Frattaglie

Le frattaglie, come fegato, cuore e reni, sono ricche di nutrienti e dovrebbero essere incluse nel piano alimentare. Questi alimenti offrono concentrazioni elevate di vitamine e minerali essenziali che possono essere difficili da ottenere solo dalle carni muscolari.

5. Idoneità per la Chetosi

Per coloro che seguono una dieta cheto carnivora con l'obiettivo di rimanere in chetosi, è essenziale monitorare l'apporto di carboidrati. Sebbene la carne e i prodotti animali abbiano generalmente un basso contenuto di carboidrati, alcune preparazioni o tipi di prodotti possono contenerne in quantità sufficienti per influenzare lo stato chetogenico.

6. Ascolto del Corpo

Un aspetto critico nella creazione di un piano alimentare è l'ascolto del proprio corpo. La risposta individuale agli alimenti può variare notevolmente. Fare attenzione a come ti senti dopo aver mangiato certi alimenti o seguito determinati schemi alimentari può fornire indizi importanti per ottimizzare il tuo piano alimentare.

7. Flessibilità e Adattabilità

Il piano alimentare dovrebbe avere la flessibilità per adattarsi ai cambiamenti nella tua vita e nelle tue esigenze. Questo include la capacità di modificare la dieta in base alle variazioni delle routine quotidiane, ai cambiamenti nelle esigenze nutrizionali o ai cambiamenti degli obiettivi di salute.

8. Sostenibilità a Lungo Termine

Un principio fondamentale nella creazione di un piano alimentare è la sostenibilità a lungo termine. La dieta dovrebbe adattarsi al tuo stile di vita e essere qualcosa che puoi mantenere nel tempo. Ciò significa trovare un equilibrio tra rigore e flessibilità, nutrizione e piacere, che sostenga sia la tua salute fisica che il tuo benessere emotivo.

9. Consultazione Professionale

Per chi inizia o per chi ha esigenze nutrizionali specifiche, consultare un nutrizionista o un professionista della salute specializzato in diete chetogeniche o carnivore può essere molto utile. Possono fornire consigli personalizzati, garantendo che il piano alimentare sia bilanciato e adatto alle tue esigenze.

10. Monitoraggio e Valutazione

Infine, il monitoraggio regolare e la valutazione del piano alimentare sono essenziali. Ciò può includere la registrazione del cibo, il monitoraggio dei biomarcatori di salute (come livelli di zucchero nel sangue, profili lipidici) e la valutazione dei progressi verso gli obiettivi personali.

La creazione di un piano alimentare nella dieta cheto carnivora richiede una comprensione profonda delle proprie esigenze nutrizionali, un'attenta selezione delle fonti proteiche, un bilanciamento tra grassi e proteine, e una considerazione per la sostenibilità e l'adattabilità del piano. Seguendo questi principi, è possibile strutturare una dieta che non solo soddisfi i requisiti nutrizionali e gli obiettivi di salute, ma che sia anche piacevole e realizzabile nel lungo termine. Un approccio attento, personalizzato e flessibile è la chiave per il successo nella dieta cheto carnivora.

Nel contesto della dieta cheto carnivora, avere un esempio di piano alimentare settimanale può essere estremamente utile per chi è nuovo a questo regime o per chi cerca di variare la propria routine alimentare. Questo capitolo, "Esempi di piani alimentari settimanali", fornisce esempi pratici di come strutturare i pasti in una settimana, garantendo varietà, equilibrio nutrizionale e aderenza ai principi della dieta cheto carnivora.

Esempio di Piano Alimentare Settimanale

Giorno 1

Colazione: Uova strapazzate con pancetta e formaggio cheddar (opzionale).

Pranzo: Petto di pollo alla griglia con burro alle erbe.

Cena: Bistecca di manzo con salsa bernese.

Giorno 2

Colazione: Frittata con salsiccia e spinaci (opzionale).

Pranzo: Hamburger di manzo (senza panino) con formaggio e uova fritte.

Cena: Costolette di agnello con rosmarino e aglio.

Giorno 3

Colazione: Salmone affumicato e uova in camicia.

Pranzo: Insalata di tonno (tonno in scatola, maionese, sedano).

Cena: Arrosto di maiale con salsa di mele (senza zucchero).

Giorno 4

Colazione: Uova al tegamino con prosciutto.

Pranzo: Petto d'anatra con salsa all'arancia (senza zucchero).

Cena: Filetto di manzo alla griglia con funghi.

Giorno 5

Colazione: Frattaglie miste (come fegato e cuore) saltate.

Pranzo: Insalata di pollo (pollo, avocado, maionese, erba cipollina).

Cena: Pesce al forno con erbe e limone.

Giorno 6

Colazione: Uova in camicia con pancetta.

Pranzo: Bocconcini di manzo stufati con brodo di ossa.

Cena: Grigliata mista di carne (salsiccia, costine, braciole di maiale).

Giorno 7

Colazione: Uova strapazzate con salmone affumicato.

Pranzo: Insalata di carne (resti di carne dalla grigliata, olio d'oliva).

Cena: Aragosta o gamberi al burro con erbe.

Considerazioni Generali sul Piano Alimentare

Macronutrienti: Assicurati che ogni pasto abbia un buon equilibrio di grassi e proteine per mantenerti in chetosi e per fornire energia e sazietà.

Variazione: Varia le fonti di carne e pesce per garantire un'ampia gamma di nutrienti e per evitare la monotonia.

Frattaglie: Incorporare frattaglie come il fegato un paio di volte alla settimana può offrire un apporto extra di vitamine e minerali essenziali.

Preparazione dei Pasti: Considera la preparazione dei pasti in anticipo per risparmiare tempo e garantire che tu abbia sempre opzioni alimentari appropriate a disposizione.

Adattabilità: Senti la libertà di scambiare pasti in base alle tue preferenze o alla disponibilità degli alimenti. Questo piano è flessibile e può essere adattato alle tue esigenze specifiche.

Idratazione: Non dimenticare di mantenere un'adeguata idratazione. L'acqua dovrebbe essere la tua principale fonte di liquidi, ma puoi includere anche brodi di carne o tè non zuccherati.

Snack: Se senti la necessità di uno snack, considera alimenti come jerky di carne, formaggio o un uovo sodo. Tuttavia, molti trovano che la dieta cheto carnivora riduca il bisogno di snack tra i pasti.

Questo esempio di piano alimentare settimanale è inteso come guida e ispirazione per coloro che seguono la dieta cheto carnivora. Mostra come è possibile avere una dieta varia e gustosa, pur mantenendo i principi cheto carnivori. L'importante è ascoltare il proprio corpo e adattare il piano alimentare alle proprie esigenze e obiettivi. Con una pianificazione attenta e un po' di creatività, la dieta cheto carnivora può essere sia nutrizionalmente completa sia piacevolmente diversificata.

Il bilanciamento dei macronutrienti e delle porzioni è un aspetto cruciale nella dieta cheto carnivora. Questo capitolo, "Bilanciamento dei macronutrienti e delle porzioni", si focalizza su come calibrare l'apporto di grassi, proteine e (in misura minore) carboidrati, oltre a determinare le giuste porzioni per soddisfare le esigenze energetiche e nutrizionali senza eccessi o carenze.

Comprensione dei Macronutrienti nella Dieta Cheto Carnivora

Proteine: Le proteine sono essenziali per la costruzione e il mantenimento dei muscoli, la riparazione dei tessuti e la produzione di ormoni ed enzimi. In una dieta cheto carnivora, le proteine provengono principalmente da carne, pesce e uova.

Grassi: I grassi forniscono energia, aiutano nell'assorbimento delle vitamine liposolubili e sono cruciali per la salute cerebrale e ormonale. Nella dieta cheto carnivora, i grassi provengono da carne grassa, frattaglie, pesce grasso, uova e, se inclusi, prodotti lattiero-caseari a pieno grasso.

Carboidrati: Anche se la dieta cheto carnivora è estremamente bassa in carboidrati, tracce di questi possono essere presenti in alcuni prodotti animali, come i latticini. Il controllo dell'apporto di carboidrati è fondamentale per mantenere lo stato di chetosi.

Bilanciamento dei Macronutrienti

Rapporto Grassi-Proteine: Un principio chiave nella dieta cheto carnivora è trovare il giusto equilibrio tra grassi e proteine. Questo rapporto può variare in base alle esigenze individuali: alcune persone possono richiedere un apporto più elevato di grassi per una maggiore energia e per restare in chetosi, mentre altre potrebbero necessitare di più proteine per il supporto muscolare.

Monitoraggio della Chetosi: Se il mantenimento dello stato di chetosi è un obiettivo, è importante monitorare la risposta del corpo. Questo può essere fatto tramite strisce reattive per la chetosi, monitoraggio del glucosio nel sangue o semplicemente prestando attenzione ai segnali del corpo come energia, chiarezza mentale e appetito.

Determinazione delle Porzioni

Ascolto dei Segnali di Fame e Sazietà: Invece di attenersi rigidamente a porzioni predefinite, ascolta i segnali di fame e sazietà del tuo corpo. La dieta cheto carnivora spesso aumenta la sazietà, riducendo la necessità di mangiare frequentemente o in grandi quantità.

Regolazione delle Porzioni in base all'Attività Fisica: Aumenta le porzioni nei giorni di maggiore attività fisica e riducile nei giorni meno attivi. Questo aiuta a bilanciare l'apporto energetico con il dispendio energetico.

Frequenza dei Pasti: Alcune persone trovano benefico concentrare l'apporto calorico in meno pasti (ad esempio, mangiando solo pranzo e cena), mentre altre preferiscono distribuire l'apporto calorico in più pasti durante la giornata.

Adjusted del Piano Alimentare

L'adattamento del piano alimentare nel tempo è cruciale per assicurarsi che la dieta cheto carnivora rimanga efficace, soddisfacente e in linea con gli obiettivi di salute e benessere. Un piano rigido può diventare noioso o inadeguato a fronte dei cambiamenti nel corpo, nello stile di vita o nelle esigenze nutrizionali.

Adattamenti nel Tempo: Le esigenze del corpo possono cambiare nel tempo, quindi è importante essere disposti a modificare il piano alimentare. Questo potrebbe includere cambiamenti nel rapporto grassi-proteine o nelle dimensioni delle porzioni.

Valutazione Periodica: Valuta periodicamente il tuo piano alimentare in termini di come ti senti, i tuoi progressi verso gli obiettivi di salute e benessere e qualsiasi feedback del corpo come energia, sonno e digestione.

Consultazione con Esperti: Se necessario, consulta un nutrizionista o un medico specializzato in diete chetogeniche per ottimizzare il tuo piano alimentare, specialmente se hai condizioni di salute specifiche o obiettivi di performance.

Considerazioni Specifiche per la Regolazione delle Porzioni

Età e Cambiamenti Metabolici: Con l'invecchiamento, il metabolismo può rallentare, richiedendo un aggiustamento nelle porzioni o nel rapporto grassi/proteine. È importante essere consapevoli di questi cambiamenti e adattare la dieta di conseguenza.

Situazioni di Vita: Periodi di stress elevato, cambiamenti ormonali (come la menopausa nelle donne), o cambiamenti nella routine quotidiana possono influenzare le esigenze energetiche e nutrizionali. In questi periodi, essere flessibili e reattivi alle esigenze del proprio corpo è fondamentale.

Obiettivi Specifici: Se i tuoi obiettivi cambiano (ad esempio, passando dalla perdita di peso al mantenimento del peso o alla costruzione muscolare), il tuo piano alimentare dovrà cambiare di conseguenza. Questo potrebbe includere l'aumento delle porzioni di proteine per supportare la crescita muscolare o l'aggiustamento dei livelli di grassi per la gestione del peso.

Monitoraggio e Feedback

Valutazione Costante: È importante valutare regolarmente come ti senti in relazione alla tua dieta. Se inizi a sentirti stanco, affamato o insoddisfatto, potrebbe essere il momento di rivedere le tue porzioni o il bilanciamento dei macronutrienti.

Feedback del Corpo: Presta attenzione ai segnali del corpo come la digestione, il livello di energia, la qualità del sonno e il benessere emotivo. Questi segnali possono fornire indizi importanti sull'efficacia del tuo piano alimentare.

La Flessibilità è Fondamentale

Sperimentazione e adjusted: Non avere paura di sperimentare con il tuo piano alimentare. Provare diverse combinazioni di alimenti e porzioni può aiutarti a scoprire cosa funziona meglio per te.

Aspettative Realistiche: Riconosci che ci possono essere periodi di prova ed errore nel trovare il giusto equilibrio. Avere aspettative realistiche e una mentalità aperta è essenziale.

In conclusione, il bilanciamento dei macronutrienti e delle porzioni nella dieta cheto carnivora non è un processo statico, ma piuttosto uno dinamico che richiede attenzione continua e adattamenti. Ascoltare attentamente il proprio corpo, essere aperti a modificare la dieta in base ai cambiamenti nelle esigenze e negli obiettivi e mantenere una comunicazione costante con professionisti della salute sono passi cruciali per garantire che il piano alimentare rimanga efficace, piacevole e vantaggioso per la salute a lungo termine. Con un approccio bilanciato, informato e flessibile, puoi massimizzare i benefici della dieta cheto carnivora, migliorando la tua salute e qualità di vita.

Evitare la monotonia nei pasti è fondamentale per mantenere l'interesse e la sostenibilità a lungo termine della dieta cheto carnivora. In questo capitolo, "Variazione dei pasti per evitare la monotonia", esploreremo strategie creative per diversificare i pasti, mantenendo la dieta fresca, gustosa e stimolante.

Esplorazione di Diverse Fonti Proteiche

- Variazione delle Carni: Alterna tra diversi tipi di carne come manzo, maiale, agnello, pollame e selvaggina. Ogni tipo di carne ha un suo sapore e un suo profilo nutrizionale unico.
- Pesce e Frutti di Mare: Integra la tua dieta con una varietà di pesce e frutti di mare. Oltre a essere una buona fonte di proteine, il pesce è ricco di acidi grassi omega-3, particolarmente benefici per la salute.
- Frattaglie: Non trascurare le frattaglie. Ricche di nutrienti, aggiungono una nuova dimensione al tuo piano alimentare. Il fegato, ad esempio, è particolarmente ricco di vitamine essenziali.

Tecniche di Cottura Innovative

- Variazione nelle Tecniche di Cottura: Sperimenta con diverse tecniche come grigliatura, brasatura, stufatura o affumicatura. Ogni metodo di cottura può portare a sapori e testure differenti, anche con lo stesso tipo di carne.
- Cottura a Bassa Temperatura: La cottura lenta a bassa temperatura, come con il sous-vide, può rendere i tagli di carne più duri incredibilmente teneri e succosi.

Utilizzo di Condimenti e Salse

- Condimenti Conformi alla Dieta: Anche se la dieta cheto carnivora limita molti condimenti tipici, puoi usare erbe, spezie e condimenti senza carboidrati per aggiungere varietà ai tuoi piatti.

- Salse Creative: Crea salse a base di grassi animali, come il burro chiarificato o il grasso di pancetta, e aromatizzale con erbe e spezie per aggiungere profondità di sapore.

Creatività nelle Ricette

- Ricette Innovative: Non avere paura di essere creativo con le ricette. Esplora diverse combinazioni di carne, pesce e uova. Ad esempio, una frittata di uova con diversi tipi di carne può essere un pasto gustoso e nutriente.
- Pasti a Tema: Organizza pasti a tema, come una serata di barbecue o una cena a base di pesce, per mantenere le cose interessanti e divertenti.

Pianificazione dei Pasti

- Rotazione dei Menu: Pianifica i tuoi pasti settimanali con una rotazione di diverse carni e tecniche di cottura. Questo aiuta a prevenire la monotonia e assicura una varietà nutrizionale.
- Sperimentazione Regolare: Dedica una parte del tuo menu settimanale a sperimentare nuovi tagli di carne o nuove ricette. Questo non solo rompe la routine, ma può anche portare a scoprire nuovi piatti preferiti.

Ascolto del Proprio Corpo e Preferenze

- Feedback Personale: Presta attenzione a come il tuo corpo e il tuo palato reagiscono a diversi alimenti e metodi di cottura. Ciò che trovi più soddisfacente e appagante può essere un ottimo indicatore per la pianificazione futura dei pasti.

Consultazione di Risorse e Comunità

- Risorse Online e Libri di Cucina: Consulta blog, siti web e libri di cucina specializzati nella dieta cheto carnivora per idee e ispirazione.
- Community e Forum: Unisciti a comunità online dove i membri condividono ricette e consigli per mantenere la dieta varia e interessante.

Evitare la monotonia nella dieta cheto carnivora richiede esplorazione, creatività e un approccio aperto. Sperimentare con diverse fonti proteiche, tecniche di cottura, condimenti e ricette può trasformare la tua esperienza alimentare, rendendola non solo nutrizionalmente soddisfacente, ma anche piacevolmente varia. Mantenere un approccio flessibile e reattivo alle tue preferenze e al feedback del corpo assicura che la dieta rimanga interessante e piacevole a lungo termine. Con queste strategie, puoi godere dei benefici della dieta cheto carnivora mantenendo l'entusiasmo e l'interesse per i tuoi pasti quotidiani.

Mangiare fuori casa può rappresentare una sfida per chi segue la dieta cheto carnivora, ma con le strategie giuste, è possibile mantenere l'aderenza alla dieta pur godendosi l'esperienza. In questo capitolo, "Strategie per mangiare fuori casa", esploreremo come navigare nei menu dei ristoranti, fare scelte intelligenti e godersi pasti sociali senza compromettere la dieta.

1. Scegliere il Ristorante Giusto

La scelta del ristorante è fondamentale. Ristoranti specializzati in carni alla griglia, steakhouse, e ristoranti di pesce sono generalmente le opzioni migliori per chi segue una dieta cheto carnivora.

Ricerca Preliminare: Prima di scegliere un ristorante, fai una breve ricerca online per consultare il menu. Molti ristoranti pubblicano i loro menu su siti web o su app di recensioni, permettendoti di pianificare in anticipo.

Ristoranti Flessibili: Opta per ristoranti noti per la loro flessibilità nel modificare i piatti. Ristoranti più piccoli o indipendenti sono spesso più disposti ad accomodare richieste speciali rispetto alle grandi catene.

2. Comunicazione con il Personale

Una volta scelto il ristorante, comunicare chiaramente le tue esigenze al personale può fare una grande differenza.

Essere Specifici: Quando ordini, sii specifico riguardo alle tue esigenze alimentari. Ad esempio, puoi chiedere che il tuo piatto venga preparato senza salse dolci o condimenti a base di carboidrati.

Chiedere Consigli: Non esitare a chiedere consigli al personale del ristorante. Spesso conoscono bene il menu e possono suggerire le opzioni più adatte alla tua dieta.

3. Navigare nel Menu

Quando esamini il menu, ci sono diversi aspetti da considerare per fare una scelta in linea con la dieta cheto carnivora.

Focus su Carne e Pesce: Cerca piatti che siano centrati su carne o pesce. Questi sono generalmente le scelte più sicure e possono essere facilmente adattati per aderire alla tua dieta.

Evitare Cibi Proibiti: Stai lontano da piatti che includono chiaramente alimenti ricchi di carboidrati come pane, pasta, riso o patate. Anche se alcuni piatti possono sembrare adatti, è importante fare attenzione alle marinature o ai condimenti che potrebbero contenere zuccheri nascosti.

Modifiche al Piatto: Non esitare a chiedere modifiche al tuo piatto, come sostituire contorni ricchi di carboidrati con opzioni più adatte, come insalate verdi o verdure grigliate (se conformi alla tua versione della dieta).

4. Gestire le Porzioni

Le porzioni nei ristoranti possono essere ingannevolmente grandi, quindi è importante essere consapevoli di quanto si consuma.

Conoscere le Proprie Esigenze: Sii consapevole delle tue esigenze di sazietà e evita di mangiare oltre il necessario. Ascolta i segnali di fame e sazietà del tuo corpo.

Dividere i Piatti o Portare a Casa gli Avanzi: Considera l'idea di dividere un piatto con qualcun altro o chiedere una doggy bag per gli avanzi. Questo può aiutare a gestire le dimensioni delle porzioni.

5. Alternativa del Pasto a Casa

In alcune situazioni, potrebbe essere più semplice o più adatto alle tue esigenze preparare un pasto a casa prima o dopo un evento sociale.

Mangiare Prima o Dopo: Se sai che sarà difficile trovare opzioni adatte al ristorante, considera la possibilità di mangiare un pasto a casa prima di uscire. In questo modo, puoi partecipare socialmente senza preoccuparti del cibo.

Portare uno Snack: Portare uno snack conforme alla dieta, come jerky di carne o formaggio, può fornire un'opzione sicura nel caso in cui le scelte al ristorante siano limitate.

In conclusione, mangiare fuori casa mentre si segue la dieta cheto carnivora è assolutamente fattibile con una pianificazione e una comunicazione adeguata. Scegliere il ristorante giusto, navigare saggiamente nel menu, comunicare con il personale e essere consapevoli delle porzioni sono tutte strategie chiave. Con questi accorgimenti, è possibile godersi un pasto fuori casa senza deviare dalla tua dieta, mantenendo così i benefici della tua scelta alimentare e godendo al contempo della vita sociale.

6. Comprendere i Macronutrienti

Nella dieta cheto carnivora, una comprensione profonda dei macronutrienti - proteine, grassi e carboidrati - è essenziale. Questo capitolo, "Comprendere i Macronutrienti", si focalizza sull'importanza di ciascun macronutriente nella dieta e su come bilanciarli per ottimizzare sia la salute che i chetosi.

1. Proteine

Le proteine sono fondamentali per la costruzione e il mantenimento dei muscoli, la riparazione dei tessuti e il funzionamento generale del corpo. Nella dieta cheto carnivora, le proteine provengono principalmente da carne, pesce e uova. È importante selezionare fonti di proteine di alta qualità e, se possibile, variare tra diverse fonti per garantire un ampio spettro di aminoacidi essenziali.

Qualità delle Proteine: Preferire carni di alta qualità, come quelle da allevamenti al pascolo o biologici, che possono offrire un profilo di acidi grassi e nutrienti migliore.

Bilanciamento delle Proteine: Trovare il giusto equilibrio di proteine è cruciale. Un eccesso di proteine può portare fuori dai chetosi, mentre un deficit può causare perdita di massa muscolare.

2. Grassi

I grassi sono la fonte primaria di energia nella dieta cheto carnivora e sono vitali per numerosi processi biologici, tra cui la produzione ormonale e l'assorbimento di vitamine liposolubili. Nella dieta cheto carnivora, i grassi dovrebbero provenire principalmente da fonti animali.

Tipi di Grassi: Incorporare una varietà di grassi, inclusi grassi saturi e insaturi. Grassi saturi si trovano in carne, burro e formaggi, mentre i grassi insaturi sono presenti in pesce grasso come salmone e sgombro.

Grassi e Chetosi: I grassi sono essenziali per mantenere lo stato di chetosi, fornendo l'energia necessaria senza aumentare i livelli di glucosio nel sangue.

3. Carboidrati

Sebbene la dieta cheto carnivora sia estremamente bassa in carboidrati, è importante riconoscere che tracce di carboidrati possono essere ancora presenti in alcuni alimenti, come i latticini. Gestire l'apporto di carboidrati è fondamentale per rimanere in chetosi.

Carboidrati Nascosti: Essere consapevoli di fonti nascoste di carboidrati, specialmente in prodotti lavorati come insaccati o formaggi lavorati.

Effetti dei Carboidrati sulla Chetosi: Anche piccole quantità di carboidrati possono influenzare lo stato di chetosi, soprattutto nelle persone sensibili ai carboidrati.

Conclusioni

In conclusione, comprendere i macronutrienti è un aspetto fondamentale della dieta cheto carnivora. Un bilanciamento adeguato di proteine e grassi è essenziale per ottimizzare la salute, mantenere la massa muscolare e sostenere i chetosi. Essere consapevoli della presenza di carboidrati, anche in piccole quantità, e la loro influenza sul metabolismo è altrettanto importante. Attraverso una conoscenza approfondita dei macronutrienti, è possibile personalizzare la dieta cheto carnivora per soddisfare le proprie esigenze nutrizionali, obiettivi di salute e preferenze personali.

Nella dieta cheto carnivora, le proteine assumono un ruolo fondamentale. Nel capitolo "Importanza delle proteine e come vengono metabolizzate", esploriamo il significato di questo macronutriente essenziale, il suo ruolo nel corpo e come viene metabolizzato in una dieta prevalentemente carnivora. La gestione dell'apporto proteico è cruciale non solo per la salute fisica ma anche per ottimizzare l'efficacia della dieta cheto carnivora.

1. Fondamenti delle Proteine

Blocchi Costruttivi del Corpo: Le proteine sono composte da aminoacidi, che sono i mattoni fondamentali del corpo. Sono essenziali per la costruzione e il mantenimento dei muscoli, la riparazione dei tessuti e la produzione di ormoni ed enzimi.

Fonti di Proteine nella Dieta Carnivora: In una dieta cheto carnivora, le proteine provengono principalmente da carne, pesce, uova e, in alcuni casi, dai prodotti lattiero-caseari. Queste fonti forniscono un ampio spettro di aminoacidi essenziali necessari per varie funzioni corporee.

2. Ruolo delle Proteine

Riparazione e Crescita Muscolare: Le proteine sono cruciali per la riparazione, la manutenzione e la crescita dei muscoli, specialmente per chi si allena regolarmente.

Funzione Immunitaria: Le proteine sono importanti per il sistema immunitario. Gli anticorpi, che aiutano a combattere le infezioni, sono in realtà proteine.

Enzimi e Ormoni: Molte proteine fungono da enzimi, che facilitano reazioni chimiche nel corpo. Alcuni ormoni, come l'insulina, sono anche proteine.

3. Metabolismo delle Proteine

Digestione delle Proteine: La digestione delle proteine inizia nello stomaco, dove l'acido cloridrico e l'enzima pepsina iniziano a scomporre le proteine in aminoacidi più piccoli, che vengono poi ulteriormente scomposti e assorbiti nell'intestino tenue.

Utilizzo degli Aminoacidi: Una volta assorbiti, gli aminoacidi vengono trasportati attraverso il corpo per essere utilizzati nella sintesi proteica, la produzione di energia o convertiti in altri composti.

Glucogenesi: In assenza di carboidrati, il corpo può convertire gli aminoacidi in glucosio attraverso un processo chiamato gluconeogenesi. Questo è particolarmente importante per mantenere i livelli di glucosio nel sangue e per fornire energia ai tessuti che dipendono dal glucosio, come il cervello.

4.   Bilanciamento Proteico nella Dieta Cheto Carnivora

Quantità Adeguata di Proteine: Trovare il giusto equilibrio di proteine è essenziale. Troppo poche proteine possono portare a perdita muscolare, mentre un eccesso può ostacolare i chetosi e potenzialmente sovraccaricare i reni.

Proteine e Sazietà: Le proteine sono molto sazianti, il che può aiutare a controllare l'appetito e gestire il peso corporeo.

Fattori Individuali: La quantità ottimale di proteine varia da persona a persona, a seconda del livello di attività fisica, età, massa muscolare, obiettivi di salute e condizioni metaboliche.

5.   Considerazioni Nutrizionali

Qualità delle Proteine: Favorire fonti di proteine di alta qualità, come carni non lavorate, pesce selvatico e uova da galline allevate all'aperto.

Monitoraggio della Salute: Anche se una dieta ricca di proteine è generalmente sicura per la maggior parte delle persone, coloro con determinate condizioni di salute, come problemi renali, dovrebbero monitorare attentamente il loro apporto proteico.

6.   Sostenibilità e Qualità delle Proteine

Sostenibilità Alimentare: La provenienza delle proteine può avere un impatto significativo sull'ambiente. Scegliere carne da allevamenti sostenibili, pesce pescato in modo responsabile e uova da galline allevate a terra può ridurre l'impatto ambientale e garantire una migliore qualità nutrizionale.

Trattamento degli Animali: La qualità della vita degli animali da cui provengono le proteine può influenzare il profilo nutrizionale della carne. La carne da animali allevati in condizioni migliori tende ad avere un migliore equilibrio di acidi grassi e un più alto livello di nutrienti.

7. Effetti a Lungo Termine del Consumo Elevato di Proteine

Salute Renale: Per le persone con reni sani, un alto apporto di proteine non ha mostrato di causare danni renali. Tuttavia, coloro con preesistenti problemi renali dovrebbero consultare un medico prima di adottare una dieta ad alto contenuto proteico.

Equilibrio Acido-Base: Un consumo elevato di proteine può aumentare il carico acido nel corpo. È importante bilanciare questo effetto con un adeguato apporto di minerali che possono aiutare a mantenere l'equilibrio del pH corporeo.

8. Proteine e Performance Fisica

Riparazione e Crescita Muscolare: Per gli atleti e chi pratica regolare attività fisica, un adeguato apporto di proteine è essenziale per la riparazione e la crescita muscolare. La quantità di proteine necessaria può aumentare in base al livello di attività fisica.

Recupero Post-Allenamento: Le proteine sono fondamentali nel processo di recupero post-allenamento. Consumare un pasto o uno spuntino ricco di proteine dopo l'esercizio fisico può aiutare a riparare i tessuti muscolari e a ripristinare le riserve energetiche.

9. Strategie per un Bilanciamento Ottimale delle Proteine

Varietà nelle Fonti Proteiche: Includere una varietà di fonti proteiche nella tua dieta può garantire un apporto completo di tutti gli aminoacidi essenziali. Questo include diversificare tra differenti tipi di carne, pesce e, se permesso dalla dieta, uova e prodotti lattiero-caseari.

Ascolto del Proprio Corpo: Osserva come il tuo corpo reagisce a diversi livelli di apporto proteico. Alcuni segnali come la fatica, la difficoltà nel recupero post-allenamento o la perdita di massa muscolare possono indicare una necessità di aumentare l'apporto di proteine.

Le proteine sono un componente essenziale della dieta cheto carnivora, svolgendo ruoli cruciali nella salute muscolare, nel recupero, nella funzione immunitaria e nella sazietà. Un approccio equilibrato e informato al consumo di proteine, che tiene conto della qualità delle fonti, dell'impatto ambientale e delle esigenze individuali, è fondamentale per sostenere un regime alimentare sano e sostenibile. Comprendere e bilanciare l'apporto di proteine è essenziale per ottenere i massimi benefici dalla dieta cheto carnivora, sia per la salute a lungo termine che per il benessere quotidiano.

Nella dieta cheto carnivora, il ruolo dei grassi è centrale e multifunzionale. Questo capitolo, "Ruolo dei grassi nella dieta cheto carnivora", esplora in dettaglio l'importanza dei grassi, la loro funzione nel corpo e come incorporarli efficacemente in questa dieta. Il ruolo dei grassi nella dieta cheto carnivora non è solo una questione di quantità, ma anche di qualità e varietà. È essenziale comprendere come diversi tipi di grassi influenzino il corpo e come bilanciarli per massimizzare i benefici per la salute.

Importanza dei Grassi nella Dieta Cheto Carnivora

Fonte Primaria di Energia: In assenza di carboidrati, i grassi diventano la principale fonte di energia del corpo. Durante i chetosi, i grassi vengono scomposti in chetoni, che il corpo utilizza per energia in modo più efficiente rispetto al glucosio.

1. **Supporto alla Salute Cerebrale:** I grassi, in particolare gli acidi grassi omega-3, sono cruciali per la salute del cervello. Contribuiscono alla struttura delle membrane cellulari e supportano funzioni cognitive come memoria, concentrazione e umore.
2. **Assorbimento di Vitamine Liposolubili:** I grassi sono necessari per l'assorbimento delle vitamine liposolubili A, D, E e K. Queste vitamine sono vitali per vari processi biologici, tra cui la salute delle ossa, la visione, la funzione immunitaria e la protezione delle cellule dai danni ossidativi.
3. **Regolazione Ormonale:** I grassi influenzano la produzione di ormoni, compresi quelli importanti per il metabolismo e la sensazione di sazietà, come la leptina e la grelina.

Tipi di Grassi nella Dieta Cheto Carnivora

1. **Grassi Saturi:** Presenti in carne, burro e formaggi, i grassi saturi sono una fonte stabile di energia e non influenzano i livelli di zucchero nel sangue. Sono importanti per la salute del cuore, del cervello e per la produzione ormonale.

2. **Grassi Monoinsaturi:** Trovati in alimenti come l'olio d'oliva e alcuni tipi di carne, i grassi monoinsaturi contribuiscono alla salute cardiaca e possono aiutare nella gestione del peso.
3. **Grassi Polinsaturi Omega-3:** Presenti nel pesce grasso, questi grassi sono essenziali per la salute del cervello, del cuore e hanno proprietà anti-infiammatorie.

Bilanciamento dei Grassi nella Dieta

1. **Proporzione di Grassi:** Nella dieta cheto carnivora, una grande percentuale del tuo apporto calorico dovrebbe provenire dai grassi. Questo non significa solo mangiare più carne grassa, ma anche selezionare attivamente fonti di grassi di alta qualità.
2. **Diversificazione delle Fonti di Grassi:** Assicurati di includere una varietà di fonti di grassi nella tua dieta per ottenere un mix equilibrato di acidi grassi saturi, monoinsaturi e polinsaturi. Questo aiuta a garantire che ricevi tutti i benefici per la salute associati a ciascun tipo di grasso.

Strategie per Incorporare i Grassi

1. **Selezione di Tagli di Carne:** Scegli tagli di carne che siano naturalmente più grassi, come cosce di pollo con pelle, bistecca di manzo marmorizzata, o spalla di maiale.
2. **Utilizzo di Grassi in Cucina:** Cucina con grassi animali come burro, strutto o grasso di anatra. Questi grassi non solo migliorano il sapore dei piatti, ma sono anche una fonte di grassi di alta qualità.
3. **Pesce Grassi:** Incorpora regolarmente pesce grasso, come salmone, sgombro o sardine, per assicurare un adeguato apporto di acidi grassi omega-3.

Considerazioni Nutrizionali

1. **Monitoraggio della Salute del Cuore:** Mentre la ricerca attuale supporta il ruolo benefico dei grassi saturi in una dieta equilibrata, è importante monitorare la salute del cuore, specialmente se ci sono preoccupazioni o condizioni preesistenti.

2. **Ascolto del Proprio Corpo:** Osserva come il tuo corpo reagisce ai diversi tipi e quantità di grassi. Alcune persone potrebbero dover regolare il loro apporto di grassi in base a come si sentono o agli obiettivi di salute specifici.

Impatto dei Grassi sulla Salute Generale

1. **Grassi e Sistema Immunitario:** Alcuni tipi di grassi, in particolare quelli omega-3, hanno proprietà anti-infiammatorie che possono supportare il sistema immunitario e aiutare a ridurre l'infiammazione cronica.
2. **Grassi e Salute della Pelle:** I grassi svolgono un ruolo importante nella salute della pelle. Gli acidi grassi essenziali aiutano a mantenere la pelle idratata, elastica e possono migliorare la sua complessione generale.
3. **Grassi e Funzione Cerebrale:** Il cervello umano è composto per circa il 60% di grassi. Un adeguato apporto di grassi di alta qualità è cruciale per mantenere la funzionalità cerebrale, compresa la memoria e la prevenzione del declino cognitivo.

Rischi Associati a un Eccesso di Grassi

Nonostante i numerosi benefici dei grassi, un eccesso può portare a problemi, soprattutto se i grassi sono di scarsa qualità o se la dieta è squilibrata.

1. **Controllo del Peso:** Mentre i grassi sono sazianti, sono anche densi dal punto di vista calorico. Un eccessivo consumo di grassi può portare a un surplus calorico e, potenzialmente, a un aumento di peso.
2. **Qualità dei Grassi:** La qualità dei grassi consumati è fondamentale. I grassi trans e alcuni grassi idrogenati, spesso trovati in alimenti lavorati, sono associati a un aumento del rischio di malattie cardiovascolari e devono essere evitati.

Strategie per un Bilanciamento Ottimale dei Grassi

1. **Variazione e Moderazione:** La varietà è la chiave per un apporto equilibrato di grassi. Includere una gamma di grassi

saturi, monoinsaturi e polinsaturi garantisce che si ottengano tutti i benefici per la salute associati a ciascun tipo.

2.   **Monitoraggio dei Segnali del Corpo:** Ascolta attentamente il tuo corpo per segnali che possono indicare un consumo eccessivo o inadeguato di grassi, come cambiamenti nel livello di energia, digestione o stato di chetosi.

Adattamento del Piano Alimentare

Il piano alimentare dovrebbe essere adattato regolarmente in base ai cambiamenti nel livello di attività, al peso, alla salute generale e agli obiettivi di benessere. Un approccio flessibile ti permetterà di sperimentare con diversi livelli di consumo di grassi e di trovare il bilanciamento ideale per il tuo corpo.

Comprendere e bilanciare l'apporto di grassi è un aspetto fondamentale della dieta cheto carnivora. Integrare una varietà di grassi di alta qualità, monitorare la risposta del corpo e regolare l'apporto di grassi in base alle esigenze individuali sono passaggi cruciali per sfruttare al massimo i benefici di questa dieta. Attraverso un'attenta gestione dei grassi, è possibile migliorare significativamente la salute generale, ottimizzare la funzione cerebrale e il benessere e mantenere uno stato di chetosi efficace e salutare.

Nella dieta cheto carnivora, i carboidrati sono fortemente limitati. Questo capitolo, "Impatto dei carboidrati e perché sono limitati", esamina il ruolo dei carboidrati nel corpo, il loro impatto sul metabolismo e il motivo per cui sono ridotti in questo regime alimentare. La gestione attenta dell'apporto di carboidrati è fondamentale per il successo della dieta cheto carnivora, e richiede un'attenzione particolare ai dettagli e alla reazione del corpo.

1. Ruolo dei Carboidrati nel Corpo

Fonte di Energia: I carboidrati sono la fonte primaria di energia nel tipico regime alimentare. Vengono scomposti in glucosio, che viene utilizzato dalle cellule per l'energia.

Effetti sulla Glicemia: I carboidrati influenzano i livelli di zucchero nel sangue e la risposta insulinica. Dopo il consumo di carboidrati, la glicemia aumenta, stimolando il pancreas a produrre insulina, l'ormone che aiuta le cellule ad assorbire il glucosio.

2. Impatto dei Carboidrati sulla Salute

Fluttuazioni di Energia e Umore: Dieta ricche in carboidrati possono portare a picchi e cali della glicemia, che possono influenzare l'energia e l'umore.

Influenza sul Peso Corporeo: Un elevato apporto di carboidrati, specialmente quelli raffinati, è spesso associato all'accumulo di grasso corporeo, in particolare se l'energia fornita dai carboidrati supera quella utilizzata dal corpo.

Resistenza all'Insulina: Un consumo cronico di elevate quantità di carboidrati può portare a una condizione nota come resistenza all'insulina, un fattore di rischio per il diabete di tipo 2 e altre condizioni metaboliche.

3. Dieta Cheto Carnivora e Carboidrati

Chetosi: La dieta cheto carnivora mira a mantenere il corpo in uno stato di chetosi, in cui brucia grassi invece di carboidrati per l'energia. I chetosi si verifica quando l'apporto di carboidrati è drasticamente ridotto e i livelli di insulina diminuiscono.

Benefici della Chetosi: I chetosi è associata a numerosi benefici per la salute, tra cui una maggiore chiarezza mentale, perdita di peso, riduzione dell'infiammazione e potenziali benefici per le condizioni neurologiche.

4. Limitazione dei Carboidrati nella Dieta Cheto Carnivora

Soglie di Carboidrati: Nella dieta cheto carnivora, l'apporto di carboidrati è ridotto a un minimo, spesso al di sotto di 20-50 grammi al giorno, per indurre e mantenere i chetosi.

Carboidrati Nascosti: È importante essere consapevoli dei carboidrati nascosti in alcuni alimenti, come i latticini e alcuni tagli di carne lavorati, che potrebbero interferire con lo stato di chetosi.

Adattamenti del Corpo: Riducendo i carboidrati, il corpo si adatta per utilizzare i grassi e i chetoni come fonti primarie di energia, un processo che può migliorare il metabolismo dei grassi e la sensibilità all'insulina.

5. Considerazioni Pratiche

Transizione e Adattamento: La transizione a una dieta a basso contenuto di carboidrati può essere accompagnata da sintomi temporanei come stanchezza, mal di testa e irritabilità, noti come "influenza cheto". È importante dare al corpo il tempo di adattarsi.

Monitoraggio dello Stato di Chetosi: Utilizzare strumenti come strisce reattive per chetoni o monitor del glucosio nel sangue può aiutare a verificare se sei in stato di chetosi e a comprendere come diversi alimenti influenzino il tuo metabolismo.

6.   Gestione della Transizione ai Bassi Livelli di Carboidrati

Gradualità nella Riduzione: Per alcuni, una riduzione graduale dei carboidrati può essere più gestibile rispetto a un taglio drastico. Questo può aiutare a minimizzare gli effetti collaterali come l'influenza cheto.

Supporto Nutrizionale: Durante la fase di transizione, è importante mantenere un adeguato apporto di nutrienti, soprattutto elettroliti come sodio, potassio e magnesio, che possono essere perduti quando i livelli di carboidrati sono bassi.

7.   Implicazioni a Lungo Termine

Effetti a Lungo Termine sulla Salute: Sebbene la riduzione dei carboidrati sia generalmente sicura per la maggior parte delle persone, è importante monitorare gli effetti a lungo termine, specialmente per coloro con condizioni di salute preesistenti. La consultazione con un professionista della salute è raccomandata.

Sostenibilità e Preferenze Personali: Per alcuni, una dieta a bassissimo contenuto di carboidrati può essere difficile da mantenere a lungo termine. È importante trovare un equilibrio che si adatti allo stile di vita e alle preferenze personali, garantendo al contempo i benefici desiderati.

8.   Adattamenti Metabolici

Efficienza nella Bruciatura dei Grassi: Col tempo, il corpo diventa più efficiente nel bruciare i grassi per l'energia. Questo processo, noto come adattamento al grasso, può migliorare la resistenza fisica e ridurre la dipendenza da carboidrati.

Impatto sulla Prestazione Fisica: Inizialmente, la riduzione dei carboidrati può influenzare la prestazione fisica, specialmente in esercizi ad alta intensità. Tuttavia, molti si adattano con il tempo, trovando un miglioramento nella prestazione e nella resistenza.

9. Considerazioni Psicologiche e Sociali

Gestione delle Voglie: L'adattamento a una dieta a basso contenuto di carboidrati può richiedere tempo, specialmente per coloro abituati a consumare regolarmente dolci o alimenti amidacei. Trovare alternative sane e conformi alla dieta può essere utile.

Interazioni Sociali: Mangiare in contesti sociali può essere una sfida quando si seguono diete restrittive. È importante sviluppare strategie per gestire le situazioni sociali, come mangiare in anticipo o portare i propri alimenti conformi alla dieta.

Mentre i carboidrati sono fortemente limitati nella dieta cheto carnivora, questa restrizione ha una base solida sia nella scienza metabolica che nella pratica dietetica. La riduzione dei carboidrati ha il potenziale di migliorare significativamente la salute metabolica, la gestione del peso e la chiarezza mentale. Tuttavia, ogni individuo dovrebbe considerare la propria salute, le esigenze nutrizionali e lo stile di vita quando adotta questa dieta. La transizione a un regime a basso contenuto di carboidrati deve essere gestita con cura, tenendo conto delle esigenze del corpo e delle preferenze individuali per assicurare che la dieta sia non solo efficace, ma anche sostenibile e piacevole a lungo termine.

La dieta cheto carnivora, pur essendo ricca in macronutrienti come grassi e proteine, solleva spesso domande riguardo l'apporto di micronutrienti essenziali. In questo capitolo, "Micronutrienti essenziali in una dieta carnivora", esploriamo come una dieta basata principalmente su carne possa fornire i nutrienti necessari per il benessere e la salute ottimale. I micronutrienti includono vitamine e minerali, essenziali per numerosi processi biologici, dalla salute ossea alla funzione immunitaria. A differenza dei macronutrienti, i micronutrienti sono richiesti in piccole quantità, ma sono cruciali per il funzionamento ottimale del corpo.

Fonti di Micronutrienti nella Dieta Carnivora

- **Vitamine Liposolubili:** La carne, specialmente il fegato e altre frattaglie, è ricca di vitamine liposolubili come A, D, E e K. Queste vitamine svolgono ruoli essenziali nella visione, nella coagulazione del sangue, nella salute della pelle e nell'assorbimento del calcio.
- **Complesso di Vitamine B:** La carne rossa e le frattaglie sono fonti eccellenti di vitamine del complesso B, come la B12, fondamentale per il sistema nervoso e la produzione di energia. La B12 è particolarmente abbondante in fonti animali, rendendo la dieta carnivora ideale per un suo adeguato apporto.
- **Minerali:** La carne fornisce minerali essenziali come ferro, zinco e selenio. Il ferro eme, presente nella carne rossa, è particolarmente biodisponibile, essenziale per il trasporto dell'ossigeno nel sangue. Lo zinco supporta il sistema immunitario e la guarigione delle ferite, mentre il selenio è cruciale per la funzione tiroidea e la protezione dalle malattie.

Considerazioni sui Micronutrienti

- **Assorbimento e Biodisponibilità:** I micronutrienti provenienti da fonti animali tendono ad essere più facilmente assorbiti dal corpo rispetto a quelli provenienti da fonti vegetali. Ciò è dovuto alla maggiore biodisponibilità e all'assenza di anti nutrienti che possono inibire l'assorbimento.

- **Frattaglie come Superfood:** Le frattaglie, come fegato, cuore e reni, sono incredibilmente nutrienti. Il fegato, in particolare, è uno dei cibi più nutrienti disponibili, ricco di vitamina A, ferro e molte vitamine del complesso B.

Gestione dei Micronutrienti in una Dieta Carnivora

- **Variazione delle Fonti di Carne:** Per massimizzare l'apporto di micronutrienti, è importante variare le fonti di carne. Includere una combinazione di carne rossa, pollame, pesce e frattaglie può assicurare un ampio spettro di nutrienti.
- **Attenzione ai Minerali:** Mentre la carne fornisce molti minerali essenziali, è importante assicurarsi che la dieta fornisca abbastanza di minerali come il calcio, che può essere più basso in una dieta senza latticini. Il consumo di ossa, come nel brodo di ossa, può aiutare a integrare il calcio.
- **Supplementazione se Necessario:** In alcuni casi, può essere necessario integrare specifici nutrienti, soprattutto se ci sono limitazioni nella varietà delle fonti di carne consumate.

Considerazioni sulla Salute a Lungo Termine

- **Monitoraggio dei Livelli di Nutrienti:** È consigliabile monitorare regolarmente i livelli di micronutrienti, soprattutto se si segue una dieta cheto carnivora a lungo termine, per assicurarsi che tutte le esigenze nutrizionali siano soddisfatte.
- **Consultazione con Professionisti della Salute:** La collaborazione con un dietologo o un nutrizionista può fornire preziosi insight e consigli su come ottimizzare l'apporto di micronutrienti nella dieta carnivora.

Gestione dei Rischi di Carenze Nutrizionali

- **Riconoscimento dei Segnali di Carenza:** Presta attenzione ai segnali che potrebbero indicare una carenza di micronutrienti, come stanchezza insolita, problemi di pelle, capelli fragili o alterazioni dell'umore. Questi segnali possono richiedere un'analisi più approfondita del tuo apporto nutrizionale.

- **Bilancio con Integratori:** Per alcuni nutrienti che potrebbero non essere adeguatamente forniti dalla dieta carnivora, come la vitamina C o alcuni tipi di fibre, considera l'uso di integratori. Tuttavia, ciò dovrebbe essere fatto sotto la guida di un professionista della salute.

Benefici Aggiuntivi dei Micronutrienti

- **Prevenzione delle Malattie:** Un adeguato apporto di micronutrienti può giocare un ruolo chiave nella prevenzione di malattie croniche, migliorare la funzione immunitaria e sostenere la salute a lungo termine.
- **Ottimizzazione della Salute Mentale:** Alcuni micronutrienti hanno un impatto diretto sulla salute mentale. Ad esempio, il magnesio e le vitamine del gruppo B sono conosciuti per il loro contributo al benessere psicologico e alla riduzione dello stress.

Consigli Pratici per Massimizzare l'Apporto di Micronutrienti

- **Cottura e Preparazione degli Alimenti:** Metodi di cottura che preservano i nutrienti, come la cottura a vapore o la cottura a bassa temperatura, possono aiutare a mantenere il contenuto di micronutrienti degli alimenti.
- **Inclusione di Varie Parti dell'Animale:** L'inclusione di diverse parti dell'animale, come il midollo osseo, i tendini e la pelle, può fornire una gamma più ampia di nutrienti che potrebbero essere assenti nelle sole carni muscolari.

Coinvolgimento di Esperti e Monitoraggio Regolare

- **Check-up Medici Regolari:** Sottoporsi a controlli medici regolari, compresi esami del sangue, può aiutare a monitorare i livelli di micronutrienti e assicurare che la dieta non causi squilibri o carenze non rilevati.
- **Collaborazione con Specialisti:** Lavorare con un dietologo o un nutrizionista specializzato in diete cheto o carnivore può

fornire una guida preziosa nel garantire che la tua dieta sia bilanciata e nutrizionalmente completa.

In conclusione, mentre una dieta cheto carnivora può fornire molti micronutrienti essenziali, è importante adottare un approccio olistico e informato per garantire un equilibrio nutrizionale. La diversificazione delle fonti di carne, la considerazione di integratori quando necessario, e la collaborazione con professionisti della salute possono aiutare a ottimizzare l'apporto di micronutrienti. Questa attenzione permette non solo di sfruttare i benefici di una dieta a basso contenuto di carboidrati e ad alto contenuto proteico, ma anche di sostenere una salute robusta e duratura.

La dieta cheto carnivora, sebbene ricca di molti nutrienti essenziali, può comportare rischi di carenze nutrizionali se non attentamente gestita. La comprensione approfondita e la gestione attenta dei micronutrienti sono fondamentali per garantire che la dieta cheto carnivora sia non solo efficace, ma anche equilibrata e salutare.

1. Identificazione dei Rischi di Carenze Nutrizionali

Carenze Comuni: Le carenze nutrizionali più comuni in una dieta cheto carnivora possono includere vitamine come la vitamina C e la vitamina E, nonché minerali come il calcio e il magnesio. Anche la fibra, importante per la salute intestinale, può essere limitata.

Segnali e Sintomi: I sintomi di carenze nutrizionali possono variare. La stanchezza, la debolezza, i problemi di concentrazione, la perdita di capelli, la pelle secca, o l'indebolimento delle unghie possono essere segnali di avvertimento. È importante essere consapevoli di questi sintomi e cercare assistenza medica per una valutazione dettagliata.

2. Strategie per Prevenire le Carenze

Bilanciamento Alimentare: Assicurati che la tua dieta includa una varietà di fonti animali, comprese frattaglie, pesce grasso, e uova, per un ampio spettro di nutrienti. Le frattaglie, in particolare, sono ricche di vitamine e minerali.

Integrazione mirata: Per alcune vitamine e minerali che potrebbero mancare, la supplementazione può essere una soluzione efficace. Integratori di vitamina C, vitamina E, e calcio, ad esempio, possono essere considerati dopo aver consultato un professionista della salute.

Monitoraggio della Salute: Esami del sangue regolari possono aiutare a identificare le carenze prima che diventino problemi significativi. Un controllo regolare con il proprio medico o nutrizionista può guidare aggiustamenti dietetici e supplementari appropriati.

3. Impatto della Dieta sull'Intestino e la Salute Digestiva

Fibra e Salute Intestinale: La fibra gioca un ruolo importante nella salute intestinale, inclusa la regolarità e la salute del microbioma intestinale. Nella dieta cheto carnivora, fonti di fibre come verdure e frutta sono limitate, quindi può essere necessario trovare alternative per sostenere la salute intestinale.

Probiotici e Prebiotici: Supplementi probiotici e prebiotici possono essere utili per mantenere l'equilibrio del microbioma intestinale. Sono disponibili anche cibi fermentati che possono fornire benefici simili.

4. Considerazioni sulla Salute Ossea

Apporto di Calcio: Senza latticini, l'apporto di calcio può essere insufficiente in una dieta cheto carnivora. Il consumo di ossa, come nel brodo di ossa, può aiutare a integrare il calcio. Se necessario, considera anche integratori di calcio.

Vitamina D e Salute Ossea: La vitamina D è essenziale per l'assorbimento del calcio e la salute ossea. Assicurati di ottenere abbastanza sole o considera un integratore di vitamina D se i livelli sono bassi.

5. Considerazioni sui Micronutrienti Essenziali

Vitamine Liposolubili: Mentre la carne fornisce vitamine liposolubili come A, D, E e K, è importante assicurarsi che il loro apporto sia adeguato. La vitamina D può essere particolarmente carente, soprattutto in climi con meno sole.

Minerali e Tracce Elementi: Elementi come ferro, zinco e selenio sono generalmente ben forniti dalla dieta carnivora, ma altri come il magnesio e lo iodio potrebbero richiedere attenzione.

6. Strategie per Ottimizzare l'Apporto di Micronutrienti

Variazione nelle Fonti Proteiche: Una dieta carnivora variegata può aiutare a fornire un ampio spettro di micronutrienti. Ad esempio, alternare tra manzo, pollo, maiale, pesce, e frattaglie può aumentare l'assunzione di diversi micronutrienti essenziali.

Utilizzo di Prodotti Alimentari Integri: Preferire cibi nella loro forma più integra e non lavorata. Alimenti lavorati o trasformati tendono a perdere gran parte del loro valore nutrizionale, compresi i micronutrienti essenziali.

7. Riconoscimento e Gestione di Potenziali Carenze

Sintomi Fisici e Mentali: Oltre ai test clinici, presta attenzione ai sintomi fisici e mentali che potrebbero indicare carenze nutrizionali, come debolezza muscolare, problemi di concentrazione, o alterazioni dell'umore.

Gestione del Rischio di Carenze: Adottare un approccio proattivo nella gestione del rischio di carenze può includere l'aggiustamento della dieta per aumentare l'assunzione di specifici nutrienti o l'uso di integratori quando indicato.

8. Impatto a Lungo Termine e Sostenibilità

Valutazioni Periodiche della Salute: Un controllo regolare della salute, incluso un esame del sangue completo, può aiutare a monitorare l'efficacia della dieta e identificare tempestivamente eventuali carenze nutrizionali.

Adattabilità della Dieta: Essere disposti a modificare la dieta a seconda delle esigenze nutrizionali in evoluzione e delle condizioni di salute è essenziale per la sostenibilità a lungo termine della dieta cheto carnivora.

9. Consultazione con Esperti

Lavorare con Professionisti: Una collaborazione regolare con nutrizionisti, dietologi e medici può fornire una guida preziosa per garantire che la tua dieta sia equilibrata e soddisfi tutte le tue esigenze nutrizionali.

Approccio Personalizzato: Ogni individuo è unico, e l'approccio migliore a una dieta cheto carnivora può variare da persona a persona. Un piano personalizzato, tenendo conto delle esigenze individuali, stile di vita e obiettivi di salute, è cruciale.

La gestione efficace dei micronutrienti nella dieta cheto carnivora richiede un approccio attento e informato. Una dieta varia, la supplementazione mirata, la valutazione regolare della salute, e la capacità di adattarsi alle esigenze nutrizionali in evoluzione sono tutti elementi essenziali per mantenere questa dieta sia salutare che sostenibile. Con un'adeguata attenzione e gestione, è possibile mitigare i rischi di carenze nutrizionali e sfruttare appieno i benefici di una dieta cheto carnivora, promuovendo un benessere ottimale e un sano stile di vita a lungo termine.

7. Benefici per la Salute e il Benessere

Il settimo capitolo del libro "Dieta Cheto Carnivora per Principianti" si dedica ad esplorare i benefici per la salute e il benessere che possono derivare da questo regime alimentare. La dieta cheto carnivora, pur essendo una scelta dietetica rigorosa, offre diversi potenziali vantaggi che vanno oltre la semplice perdita di peso.

Miglioramento del Metabolismo e Gestione del Peso

Chetosi e Bruciatura dei Grassi: La dieta cheto carnivora promuove lo stato di chetosi, dove il corpo brucia grassi per energia invece dei carboidrati. Questo può portare a una perdita di peso efficace e alla riduzione del grasso corporeo.

Sazietà e Riduzione dell'Appetito: Grazie all'alto contenuto di proteine e grassi, la dieta tende a essere molto saziante, aiutando a ridurre l'appetito e a prevenire la sovralimentazione.

Benefici Cognitivi e per il Benessere Mentale

Chiarezza Mentale: Molti seguaci della dieta riferiscono una maggiore chiarezza e stabilità mentale, potenzialmente dovuta a livelli di glicemia più stabili e all'effetto dei chetoni come fonte di energia cerebrale.

Umore e Stabilità Emotiva: La stabilizzazione dei livelli di zucchero nel sangue può anche contribuire a migliorare l'umore e a ridurre le fluttuazioni emotive associate ai picchi e ai cali di zucchero.

Effetti sulla Salute Fisica

Riduzione dell'Infiammazione: La dieta cheto carnivora può ridurre l'infiammazione sistemica, un fattore chiave in molte malattie croniche, compresi alcuni disturbi autoimmuni e il diabete di tipo 2.

Miglioramento della Salute Cardiaca: Nonostante il consumo elevato di grassi, molti individui sperimentano miglioramenti nei profili lipidici, inclusa una riduzione dei trigliceridi e un aumento del colesterolo HDL ("buono").

Potenziali Benefici a Lungo Termine

Prevenzione di Malattie Croniche: Sebbene siano necessarie ulteriori ricerche, alcuni studi suggeriscono che la dieta cheto carnivora potrebbe offrire protezione contro varie condizioni croniche, inclusi alcuni tipi di cancro e malattie neurodegenerative.

Longevità e Qualità della Vita: Il miglioramento complessivo della salute fisica e mentale può contribuire a una maggiore longevità e a un miglioramento della qualità della vita.

Considerazioni Importanti

Approccio Personalizzato: È fondamentale ricordare che la risposta individuale alla dieta può variare, e ciò che funziona per una persona potrebbe non essere ideale per un'altra.

Consultazione con Professionisti della Salute: Prima di iniziare la dieta cheto carnivora, è consigliabile consultare un medico o un nutrizionista, specialmente se si hanno condizioni mediche preesistenti.

La dieta cheto carnivora può offrire diversi benefici per la salute e il benessere. Questi vantaggi includono la perdita di peso, un miglioramento della salute mentale e fisica, e potenzialmente la prevenzione di malattie croniche. Tuttavia, è cruciale adottare un approccio personalizzato e informato, tenendo conto delle proprie esigenze uniche e dello stato di salute. Con una pianificazione attenta e una consulenza professionale, la dieta cheto carnivora può diventare un percorso efficace verso un miglioramento complessivo della salute e del benessere.

Nel contesto della dieta cheto carnivora, gli effetti sulla perdita di peso e sul metabolismo sono significativi e meritano un'analisi approfondita. In questo capitolo, esploriamo come questa dieta possa influenzare positivamente la gestione del peso e il metabolismo. La gestione efficace del peso e l'ottimizzazione del metabolismo attraverso la dieta cheto carnivora richiedono un approccio ben pianificato e una comprensione approfondita del proprio corpo.

1. Principi Fondamentali della Dieta Cheto Carnivora

La dieta cheto carnivora si basa su un elevato apporto di grassi e proteine, con una riduzione drastica dei carboidrati. Questa combinazione induce il corpo in uno stato di chetosi, ottimizzando la bruciatura dei grassi e influenzando positivamente il metabolismo.

2. Chetosi e Perdita di Peso

Efficienza nella Bruciatura dei Grassi: In chetosi, il corpo diventa più efficiente nel bruciare i grassi per energia. Questo processo aiuta a ridurre le riserve di grasso corporeo, favorendo una perdita di peso efficace.

Riduzione dell'Appetito: I chetoni hanno un effetto soppressivo sull'appetito. Inoltre, la dieta ricca di proteine e grassi promuove la sazietà, riducendo la fame e prevenendo la sovralimentazione.

3. Metabolismo e Glicemia

Stabilizzazione della Glicemia: La dieta cheto carnivora stabilizza i livelli di zucchero nel sangue, evitando i picchi e i cali che si verificano spesso con diete ricche di carboidrati. Questo controllo glicemico può essere particolarmente benefico per le persone con resistenza all'insulina o diabete di tipo 2.

Miglioramento della Sensibilità all'Insulina: La riduzione dell'apporto di carboidrati può migliorare la sensibilità all'insulina, ottimizzando ulteriormente il metabolismo del glucosio e dei grassi.

4. Effetti sul Metabolismo Basale

Aumento del Dispendio Energetico: Alcuni studi suggeriscono che una dieta cheto può aumentare il metabolismo basale, il che significa che si bruciano più calorie a riposo. Ciò può essere dovuto al costo energetico di convertire i grassi e le proteine in energia.

5. Benefici a Lungo Termine sulla Gestione del Peso

Sostenibilità della Perdita di Peso: A differenza di molte diete, la dieta cheto carnivora può offrire una strategia più sostenibile per la perdita di peso a lungo termine, grazie alla riduzione dell'appetito e alla maggiore sazietà.

Prevenzione dell'Effetto Yo-Yo: La stabilità dei livelli di zucchero nel sangue e la sazietà prolungata possono aiutare a prevenire l'effetto yo-yo comune in molte diete.

6. Considerazioni Pratiche

Transizione e Adattamento: Il passaggio a una dieta cheto carnivora richiede un periodo di adattamento. Inizialmente, si possono sperimentare sintomi come l'influenza cheto, ma questi tendono a risolversi man mano che il corpo si adatta al nuovo regime alimentare.

Monitoraggio e Aggiustamenti: È importante monitorare la reazione del proprio corpo e fare aggiustamenti se necessario, soprattutto in termini di apporto calorico e bilanciamento dei macronutrienti.

7. Personalizzazione della Dieta

Ascoltare il Proprio Corpo: Ogni individuo ha un metabolismo unico. Ascoltare il proprio corpo e adattare la dieta alle sue risposte è fondamentale. Ciò include aggiustare le proporzioni di grassi e proteine e monitorare la risposta del corpo in termini di energia, fame e performance fisica.

Adattamenti in base al Livello di Attività: Per chi è molto attivo, può essere necessario aumentare l'apporto calorico o aggiustare il bilanciamento dei macronutrienti per sostenere un livello di energia ottimale.

8. Benefici Collaterali sulla Salute

Miglioramento della Composizione Corporea: Oltre alla perdita di peso, la dieta cheto carnivora può aiutare a migliorare la composizione corporea, aumentando la massa muscolare magra e riducendo la massa grassa.

Effetti Antinfiammatori: La riduzione dell'infiammazione sistemica può avere effetti benefici sulla salute complessiva, contribuendo a ridurre il rischio di alcune malattie croniche e migliorando le condizioni come l'artrite e le malattie autoimmuni.

9. Sfide e Soluzioni

Gestione della Fame Emotiva: Sostituire le abitudini alimentari basate sulle emozioni con scelte più consapevoli può essere una sfida. La chiarezza mentale e la stabilità emotiva migliorate sotto i chetosi possono tuttavia facilitare questo processo.

Sostenibilità a Lungo Termine: Mentre alcuni trovano la dieta cheto carnivora sostenibile a lungo termine, altri potrebbero dover fare aggiustamenti periodici per mantenere l'equilibrio nutrizionale e psicologico.

10. Supporto Esterno e Rete di Sostegno

Comunità e Gruppi di Supporto: Unirsi a comunità online o gruppi di sostegno locali può fornire consigli, supporto e motivazione. Condividere esperienze e strategie può essere di grande aiuto.

Consulenza Professionale Regolare: La consulenza regolare con nutrizionisti, dietologi o medici può aiutare a monitorare la salute, ad apportare aggiustamenti necessari e a garantire che la dieta rimanga equilibrata e salutare.

La dieta cheto carnivora offre significativi benefici per la perdita di peso e il metabolismo, ma deve essere affrontata con un approccio informato e personalizzato. La considerazione delle esigenze individuali, la motorizzazione attenta della salute e del benessere, e l'adattabilità nel lungo termine sono essenziali per massimizzare i benefici e mantenere uno stile di vita sano e sostenibile.

Il secondo tema del capitolo 7 "Benefici per la Salute e il Benessere" nella "Dieta Cheto Carnivora per Principianti" si concentra sull'effetto della dieta sul sistema immunitario e sull'infiammazione. Questa dieta, pur essendo restrittiva, può offrire vantaggi significativi in termini di modulazione dell'infiammazione e rafforzamento delle difese immunitarie. Mentre la dieta cheto carnivora si concentra sull'apporto di grassi e proteine, l'attenzione ai micronutrienti è fondamentale per sostenere il sistema immunitario e controllare l'infiammazione.

1. Fondamenti dell'Infiammazione

L'infiammazione è una risposta immunitaria naturale a lesioni o infezioni. Tuttavia, l'infiammazione cronica è associata a molte malattie, comprese malattie autoimmuni, obesità, diabete, malattie cardiovascolari e cancro. La dieta gioca un ruolo cruciale nella modulazione dell'infiammazione.

2. Dieta Cheto Carnivora e Infiammazione

Riduzione dei Livelli di Infiammazione: La dieta cheto carnivora può ridurre l'infiammazione sistemica. Questo può essere attribuito alla riduzione dell'apporto di carboidrati, che può abbassare i livelli di molecole pro-infiammatorie come la proteina C-reattiva.

Effetti dei Grassi Omega-3: Il consumo di pesce grasso, ricco di acidi grassi omega-3, come parte della dieta cheto carnivora, può avere effetti anti-infiammatori. Gli omega-3 riducono la produzione di eicosanoidi, citochine e altri mediatori dell'infiammazione.

3. Sistema Immunitario e Chetoni

Effetti dei Chetoni: I corpi chetonici, prodotti durante i chetosi, hanno dimostrato di possedere proprietà anti-infiammatorie. Possono ridurre l'attività di vie di segnalazione infiammatorie e ridurre la produzione di specie reattive dell'ossigeno.

Miglioramento della Funzione Immunitaria: Il bilanciamento dei macronutrienti nella dieta cheto carnivora può supportare il sistema immunitario, aiutando a ridurre il rischio di infezioni e a migliorare la risposta immunitaria.

4. Infiammazione e Condizioni Autoimmuni

Gestione delle Condizioni Autoimmuni: Molti individui con condizioni autoimmuni hanno riferito miglioramenti dopo aver adottato una dieta cheto carnivora, potenzialmente grazie alla riduzione dell'infiammazione sistemica.

Ricerche e Studi: Sebbene siano necessarie ulteriori ricerche, alcuni studi preliminari suggeriscono che la dieta cheto può essere benefica nel gestire condizioni autoimmuni come l'artrite reumatoide e la sclerosi multipla.

5. Effetti sul Microbioma Intestinale

Influenza sul Microbioma: Anche se una dieta con pochi carboidrati può influenzare la diversità del microbioma intestinale, alcuni studi suggeriscono che una dieta cheto può promuovere un microbioma favorevole alla riduzione dell'infiammazione.

Bilanciamento del Microbioma: La gestione del microbioma attraverso la dieta e, se necessario, l'uso di probiotici, può essere un fattore chiave nella modulazione dell'infiammazione e nel supporto del sistema immunitario.

6. Nutrienti e Infiammazione

Ruolo dei Nutrienti: Micronutrienti essenziali come zinco, selenio e vitamine del complesso B, abbondanti nella dieta cheto carnivora, giocano ruoli vitali nella modulazione dell'infiammazione e nel supporto del sistema immunitario.

Apporto Equilibrato: Assicurare un equilibrio di tutti i nutrienti essenziali è fondamentale per mantenere la risposta immunitaria e gestire l'infiammazione.

7. Integrazione Nutrizionale

Integrazione mirata: Considera l'integrazione di nutrienti specifici che possono essere meno presenti in una dieta cheto carnivora, come la vitamina C, per supportare ulteriormente il sistema immunitario e fornire proprietà antiossidanti.

Bilanciamento con Alimenti Integrali: Anche se la dieta è principalmente carnivora, l'inclusione di alcuni alimenti integrali ricchi di nutrienti, se tollerati e in linea con il regime cheto, può fornire benefici aggiuntivi contro l'infiammazione.

8. Salute del Sistema Digestivo

Impatto sulla Digestione: La dieta cheto carnivora può influenzare la salute digestiva. È importante monitorare la funzione digestiva e adattare la dieta per evitare problemi come la stitichezza, che possono contribuire all'infiammazione.

Probiotici e Salute Intestinale: Considera l'uso di probiotici per mantenere un microbioma intestinale sano, che è cruciale per un sistema immunitario funzionante e per la gestione dell'infiammazione.

9. Effetti Antiossidanti

Riduzione dello Stress Ossidativo: Gli antiossidanti presenti in alcune fonti di carne, come il selenio nel pesce, possono aiutare a ridurre lo stress ossidativo, noto per essere un fattore contribuente all'infiammazione.

Supporto con Integratori: In alcuni casi, può essere benefico integrare la dieta con antiossidanti per aiutare a combattere l'infiammazione, soprattutto se la varietà alimentare è limitata.

10. Gestione della Risposta Infiammatoria

Monitoraggio della Risposta Infiammatoria: È importante monitorare i marcatori dell'infiammazione attraverso esami del sangue regolari, in modo da valutare l'efficacia della dieta nella riduzione dell'infiammazione cronica.

Adattamenti Dietetici: Basandosi sui risultati dei test e sulle risposte fisiche, può essere necessario adattare la dieta per ottimizzare la gestione dell'infiammazione.

11. Precauzioni e Avvertenze

Cautela in Condizioni Preesistenti: Per coloro con condizioni infiammatorie croniche o autoimmuni, è essenziale consultare un medico prima di apportare cambiamenti significativi alla dieta.

Approccio Olistico: La gestione dell'infiammazione richiede un approccio olistico che include dieta, esercizio fisico, gestione dello stress e sonno di qualità.

In conclusione, la dieta cheto carnivora può avere un impatto positivo sulla riduzione dell'infiammazione e sul supporto del sistema immunitario. Tuttavia, è essenziale un approccio equilibrato e informato. Monitorare attentamente la salute, adattare la dieta secondo le esigenze individuali e integrare quando necessario può aiutare a massimizzare i benefici per la salute. Con queste strategie, la dieta cheto carnivora può diventare un potente alleato nella promozione della salute immunitaria e nella riduzione dell'infiammazione, contribuendo a un benessere complessivo a lungo termine.

La dieta cheto carnivora, oltre ai suoi effetti sul fisico, ha mostrato benefici significativi a livello cognitivo e sul benessere emotivo. Questo approccio alimentare può influenzare positivamente la funzione cerebrale e l'umore, contribuendo a un senso generale di benessere mentale.

Il cervello richiede una grande quantità di energia per funzionare ottimamente, e i chetoni prodotti nei chetosi offrono una fonte di energia altamente efficiente. Diversi studi hanno dimostrato che i chetoni possono migliorare la funzione cognitiva, inclusa la memoria, la concentrazione e la chiarezza mentale. Questo è particolarmente evidente in situazioni dove il metabolismo del glucosio è compromesso, come nel caso della malattia di Alzheimer e altre forme di declino cognitivo. Gli individui che seguono una dieta cheto carnivora spesso riferiscono una riduzione del "brain fog" e una maggiore acuità mentale.

Un altro aspetto importante è l'impatto della dieta sulla salute mentale e sull'umore. Fluttuazioni nei livelli di zucchero nel sangue possono influenzare l'umore, portando a instabilità emotiva e irritabilità. La dieta cheto carnivora stabilizza questi livelli, portando a un umore più bilanciato e a una riduzione dell'ansia e della depressione in alcuni individui. Inoltre, la dieta può aumentare i livelli di serotonina e GABA, neurotrasmettitori associati al benessere e alla calma.

Anche la riduzione dell'infiammazione gioca un ruolo chiave nel benessere cognitivo e emotivo. L'infiammazione cronica è stata collegata a una varietà di disturbi psichiatrici e neurodegenerativi. Seguendo una dieta cheto carnivora, che è naturalmente anti-infiammatoria, si potrebbe ridurre l'infiammazione nel cervello, contribuendo a un miglioramento della salute mentale.

Inoltre, molti individui riferiscono una maggiore stabilità emotiva e una riduzione degli alti e bassi emotivi. Questo può essere attribuito sia alla stabilizzazione dei livelli di zucchero nel sangue sia a un miglioramento generale della salute fisica, che influisce positivamente sulla salute mentale.

È importante sottolineare che, mentre la dieta può avere un impatto significativo sul benessere mentale e cognitivo, non sostituisce i trattamenti tradizionali per condizioni psichiatriche o neurologiche. In caso di disturbi mentali gravi, è sempre consigliato un approccio multidisciplinare che includa consulenza professionale e, se necessario, trattamento farmacologico.

Uno dei vantaggi chiave della dieta cheto carnivora è la fornitura costante e stabile di energia al cervello. I chetoni, essendo una fonte di energia più efficiente rispetto al glucosio, possono ridurre i casi di affaticamento mentale e migliorare l'attenzione e la concentrazione. Questa fornitura di energia stabile aiuta a prevenire le fluttuazioni energetiche che possono influenzare negativamente la funzione cognitiva e l'umore.

Il benessere emotivo è ulteriormente rafforzato dalla dieta cheto carnivora attraverso la regolazione degli ormoni legati allo stress, come il cortisolo. Alti livelli di cortisolo sono associati a stress, ansia e disturbi dell'umore. La stabilizzazione dei livelli di glucosio nel sangue e la riduzione dell'infiammazione possono contribuire a una produzione ormonale più bilanciata, alleviando lo stress e migliorando la stabilità emotiva.

Inoltre, la dieta cheto carnivora può avere un impatto positivo sulla salute del microbioma intestinale, che è strettamente collegato alla salute mentale attraverso l'asse intestino cervello. Una flora intestinale sana può influenzare positivamente la produzione di neurotrasmettitori e altri composti chimici che influenzano l'umore e le funzioni cognitive.

Tuttavia, è fondamentale notare che la dieta cheto carnivora non è una soluzione universale per tutti. La variazione individuale nella risposta alla dieta significa che mentre alcuni possono sperimentare miglioramenti significativi nella funzione cognitiva e nell'umore, altri potrebbero non notare benefici simili. La salute mentale e cognitiva è influenzata da una complessa interazione di fattori, inclusi genetica, ambiente e stile di vita.

Inoltre, per coloro che sono in trattamento per disturbi cognitivi o di umore, la dieta dovrebbe essere vista come complementare, non sostitutiva, alle terapie tradizionali. È sempre consigliabile discutere qualsiasi cambiamento significativo nella dieta o nello stile di vita con un medico, soprattutto quando si tratta di salute mentale.

La dieta cheto carnivora può offrire benefici cognitivi e miglioramenti dell'umore per molte persone. Tuttavia, è essenziale un approccio personalizzato e cauto, considerando le proprie esigenze di salute e preferenze individuali, e sempre sotto la guida di professionisti della salute. Con un approccio olistico e integrato, la dieta cheto carnivora può diventare parte di uno stile di vita salutare che sostiene non solo il benessere fisico, ma anche quello mentale.

La dieta cheto carnivora, pur essendo efficace nel breve termine per la perdita di peso e miglioramenti in termini di energia e salute mentale, solleva domande importanti sugli effetti a lungo termine sulla salute. È cruciale esplorare i potenziali impatti che questa dieta può avere sulla salute nel corso degli anni.

In primo luogo, uno dei maggiori vantaggi riconosciuti della dieta cheto carnivora è la sua efficacia nel controllo della glicemia, il che la rende una strategia potenziale per la prevenzione e la gestione del diabete di tipo 2. Mantenendo bassi i livelli di zucchero nel sangue e migliorando la sensibilità all'insulina, questa dieta può ridurre significativamente il rischio di sviluppare complicazioni a lungo termine legate al diabete.

Inoltre, la dieta cheto carnivora può avere un impatto positivo sulla salute cardiaca. Sebbene tradizionalmente si pensi che un alto apporto di grassi saturi possa aumentare il rischio di malattie cardiovascolari, studi recenti hanno iniziato a sfidare questa visione. Molti seguaci della dieta riferiscono miglioramenti nei profili lipidici, come una riduzione dei trigliceridi e un aumento del colesterolo HDL. Tuttavia, è essenziale monitorare attentamente questi parametri con l'aiuto di un professionista della salute.

La questione dell'infiammazione cronica è un'altra area dove la dieta cheto carnivora può offrire benefici a lungo termine. Riducendo l'infiammazione, che è un fattore di rischio per molte malattie croniche, questa dieta potrebbe potenzialmente prevenire o mitigare condizioni come le malattie autoimmuni, l'artrite e alcune forme di cancro.

Tuttavia, ci sono preoccupazioni legate alla sostenibilità a lungo termine della dieta cheto carnivora, soprattutto in termini di equilibrio nutrizionale. Il rischio di carenze nutrizionali, in particolare di alcuni micronutrienti che sono più abbondanti nei vegetali, è una considerazione importante. È fondamentale che chi segue questa dieta presti attenzione all'assunzione di tutti i nutrienti essenziali, potenzialmente integrando dove necessario.

Un'altra preoccupazione riguarda l'impatto della dieta cheto carnivora sulla salute dell'intestino a lungo termine, in particolare sulla diversità del microbioma intestinale. La limitazione di fibre e carboidrati potrebbe avere effetti non ancora completamente compresi sulla flora intestinale e, di conseguenza, sulla salute complessiva.

Per quanto riguarda la salute ossea, la dieta cheto carnivora può presentare sfide, in particolare relative all'apporto di calcio e vitamina D, che sono cruciali per la salute delle ossa. È importante assicurare un adeguato apporto di questi nutrienti per prevenire problemi a lungo termine come l'osteoporosi.

Uno degli aspetti più critici da considerare è l'impatto della dieta sulla salute del cuore. Nonostante i cambiamenti positivi nei profili lipidici riportati da alcuni, è fondamentale riconoscere che gli effetti dei regimi alimentari ad alto contenuto di grassi sulla salute cardiovascolare possono variare notevolmente da individuo a individuo. Alcuni studi suggeriscono che una dieta cheto può essere benefica per la salute cardiaca, mentre altri avvertono dei rischi associati all'alto consumo di grassi saturi e colesterolo. La chiave sta nel bilanciamento dei tipi di grassi consumati e nel monitoraggio regolare dei parametri cardiaci attraverso esami del sangue e consulenze mediche.

Un altro aspetto rilevante è l'effetto a lungo termine della dieta sul metabolismo osseo. La dieta cheto carnivora, se non gestita correttamente, può portare a una insufficiente assunzione di calcio e vitamina D, fondamentali per la salute delle ossa. Questo rischio è particolarmente rilevante per gruppi vulnerabili come le donne in post-menopausa e gli anziani. Un'adeguata integrazione e l'esposizione regolare alla luce solare, assieme a un monitoraggio periodico della salute ossea, possono aiutare a mitigare questi rischi.

Inoltre, la dieta cheto carnivora potrebbe avere implicazioni per la salute renale a lungo termine, soprattutto per coloro con condizioni renali preesistenti. L'alto apporto di proteine può mettere sotto stress i reni, quindi è fondamentale che le persone con problemi renali consultino un medico prima di iniziare una dieta di questo tipo.

L'impatto sul microbioma intestinale è un altro campo di crescente interesse. La dieta cheto carnivora limita significativamente l'assunzione di fibre, che sono essenziali per un microbioma intestinale sano. Un microbioma impoverito può avere effetti negativi sulla salute a lungo termine, incluso un aumento del rischio di condizioni infiammatorie intestinali e una ridotta immunità. Pertanto, trovare modi per integrare le fibre nella dieta, o considerare l'uso di probiotici, può essere una strategia importante.

Infine, è importante notare che la ricerca sugli effetti a lungo termine di diete estremamente basse in carboidrati come la dieta cheto carnivora è ancora in corso. Mentre alcuni studi hanno mostrato risultati promettenti, altri suggeriscono la necessità di cautela. Ciò sottolinea l'importanza di un approccio personalizzato e ben monitorato.

In sintesi, la dieta cheto carnivora può offrire benefici significativi, ma deve essere approcciata con consapevolezza e cautela. Monitorare regolarmente la salute generale, adattare la dieta alle esigenze individuali e consultare regolarmente professionisti della salute sono passi cruciali per garantire che questa dieta supporti la salute e il benessere a lungo termine.

L'adozione di una dieta cheto carnivora richiede considerazioni mediche serie, specialmente per individui con condizioni di salute preesistenti o specifiche esigenze nutrizionali. Nel quinto segmento del capitolo 7, "Considerazioni mediche e quando consultare un professionista", enfatizziamo l'importanza di un approccio medico informato e la necessità di consultare esperti in determinate circostanze.

1. Riconoscere i Segnali di Allarme

Quando si segue una dieta cheto carnivora, è fondamentale prestare attenzione a segnali che potrebbero indicare problemi di salute o carenze nutrizionali. Sintomi come stanchezza persistente, debolezza, perdita di capelli, disturbi digestivi, alterazioni dell'umore o sintomi neurologici dovrebbero essere motivo di consultazione con un professionista della salute.

2. Condizioni Preesistenti

Malattie Cardiache: Individui con storia di malattie cardiache dovrebbero consultare un cardiologo prima di iniziare una dieta cheto carnivora. Il monitoraggio regolare dei livelli di colesterolo e della pressione arteriosa è cruciale.

Problemi Renali: Poiché la dieta cheto carnivora è ad alto contenuto proteico, può mettere sotto stress i reni. Persone con malattie renali o una storia familiare di problemi renali dovrebbero fare controlli regolari.

Diabete: I diabetici, in particolare quelli che assumono insulina o altri farmaci ipoglicemizzanti, devono monitorare attentamente i loro livelli di zucchero nel sangue, poiché la dieta può richiedere un aggiustamento della terapia.

Disturbi Alimentari: Individui con una storia di disturbi alimentari dovrebbero avvicinarsi a questa dieta con estrema cautela e sotto stretta supervisione medica.

3. Gravidanza e Allattamento

Le donne in gravidanza o che allattano dovrebbero consultare un medico prima di iniziare una dieta cheto carnivora, poiché le esigenze nutrizionali durante questi periodi sono uniche e critiche sia per la madre che per il bambino.

4. Consultare un Dietologo o Nutrizionista

Pianificazione della Dieta: Un dietologo o un nutrizionista può aiutare a pianificare una dieta cheto carnivora che soddisfi tutte le esigenze nutrizionali, evitando carenze e promuovendo un benessere ottimale.

Aggiustamenti Basati sulle Esigenze Individuali: Professionisti della nutrizione possono aiutare ad aggiustare la dieta in base alle esigenze individuali, preferenze alimentari, obiettivi di salute e stile di vita.

5. Monitoraggio Regolare della Salute

La dieta cheto carnivora può avere effetti significativi su vari aspetti della salute, rendendo essenziale il monitoraggio regolare. Questo include esami del sangue, controlli della pressione arteriosa, e valutazioni della composizione corporea per assicurare che la dieta non solo sia efficace, ma anche sicura e salutare.

6. Gestione dei Cambiamenti e delle Reazioni del Corpo

Reazioni Allergiche o Intolleranze: Se si verificano sintomi come rash cutanei, disturbi digestivi o altri segni di reazioni allergiche o intolleranze, è essenziale consultare un medico. Questo può essere particolarmente rilevante per coloro che introducono nuovi tipi di carne o frattaglie nella loro dieta.

Aggiustamenti per Condizioni di Salute in Evoluzione: Le condizioni di salute possono cambiare nel tempo, e ciò che funziona inizialmente potrebbe non essere più adatto. La consulenza regolare con un medico può aiutare a identificare e aggiustare la dieta per rispondere a queste evoluzioni.

Farmaci e Interazioni

Revisione dei Farmaci: I pazienti che assumono farmaci per condizioni preesistenti dovrebbero avere le loro terapie rivalutate regolarmente. La dieta cheto carnivora può influenzare l'efficacia di alcuni farmaci, specialmente quelli per il diabete e l'ipertensione.

Interazioni Nutrienti-Farmaci: Alcuni nutrienti presenti in abbondanza nella dieta cheto carnivora possono interagire con certi farmaci. Una valutazione farmacologica può aiutare a prevenire potenziali interazioni negative.

Valutazione delle Esigenze Nutrizionali

Valutazioni Nutrizionali Dettagliate: Data la natura restrittiva della dieta cheto carnivora, una valutazione nutrizionale dettagliata può aiutare a identificare eventuali carenze nutrizionali e aggiustare la dieta per garantire un apporto equilibrato.

Bisogni Specifici per Età e Genere: Diversi gruppi demografici hanno esigenze nutrizionali diverse. Per esempio, gli anziani potrebbero aver bisogno di più calcio per la salute delle ossa, mentre le donne in età fertile potrebbero aver bisogno di più ferro.

Monitoraggio a Lungo Termine

Esami di Routine: Oltre ai controlli regolari, esami del sangue di routine possono monitorare i livelli di colesterolo, funzione renale, livelli di elettroliti e altri indicatori vitali per assicurare che la dieta non abbia effetti negativi a lungo termine sulla salute.

Valutazioni Periodiche della Composizione Corporea: Le valutazioni della composizione corporea possono aiutare a capire come la dieta influisce sulla massa muscolare e sul grasso corporeo, assicurando che la perdita di peso sia sana e sostenibile.

La dieta cheto carnivora può offrire benefici significativi, ma deve essere gestita con attenzione. È essenziale un approccio proattivo nella gestione della salute, in particolare per coloro con condizioni preesistenti o esigenze speciali. La consultazione con professionisti della salute è cruciale non solo prima di iniziare la dieta, ma anche durante il suo mantenimento, per garantire che le esigenze nutrizionali e di salute siano adeguatamente soddisfatte. Un approccio informato e personalizzato è la chiave per sfruttare i benefici della dieta cheto carnivora mantenendo al contempo la salute e il benessere a lungo termine.

7. Gestire la Transizione

Il passaggio alla dieta cheto carnivora rappresenta un cambiamento significativo nello stile di vita e nelle abitudini alimentari, richiedendo un approccio attento e informato. Nel capitolo "Gestire la Transizione", discutiamo come navigare in questa fase cruciale, trasformandola in un'esperienza positiva e sostenibile.

L'adattamento a una dieta che elimina quasi completamente i carboidrati e si concentra su grassi e proteine può essere impegnativo all'inizio. Durante le prime settimane, è comune sperimentare quello che è noto come "influenza cheto", caratterizzata da sintomi come affaticamento, mal di testa, irritabilità e desideri di carboidrati. Questi sintomi sono temporanei e indicano che il corpo si sta adattando a bruciare grassi invece di carboidrati per energia.

Strategie per una Transizione Efficiente

1. Aspettative Realistiche: Imposta aspettative realistiche per te stesso. La transizione può richiedere da qualche giorno a diverse settimane, e ogni persona reagisce diversamente.

2. Idratazione e Elettroliti: Mantenere un'adeguata idratazione è fondamentale. I chetosi possono portare a una perdita di fluidi e sali minerali; pertanto, aumentare l'assunzione di acqua e integrare con elettroliti come sodio, potassio e magnesio può essere utile.

3. Inizio Graduale: Per alcuni, un approccio graduale alla riduzione dei carboidrati può facilitare l'adattamento. Iniziare riducendo gradualmente gli alimenti ricchi di carboidrati e aumentando l'assunzione di grassi e proteine può rendere la transizione meno stressante.

4. Supporto Nutrizionale: Inizialmente, potresti dover prestare maggiore attenzione alla composizione dei tuoi pasti per garantire che soddisfino le esigenze nutrizionali e ti mantengano sazio e nutrito.

5. Monitoraggio del Progresso: Tenere traccia del tuo progresso, compresi i cambiamenti fisici, i livelli di energia e il benessere generale, può aiutare a valutare come il tuo corpo sta rispondendo alla dieta e a fare aggiustamenti di conseguenza.

6. Ascolto del Corpo: Ascolta attentamente il tuo corpo durante la transizione. Se incontri problemi persistenti o gravi, potrebbe essere necessario riconsiderare il tuo approccio o consultare un professionista della salute.

7. Rete di Supporto: Avere una rete di supporto, sia online che offline, può fornire incoraggiamento, consigli e condivisione di esperienze. Unirsi a gruppi o forum dedicati può essere particolarmente utile.

8. Pianificazione dei Pasti: La pianificazione anticipata dei pasti può aiutare a evitare decisioni alimentari impulsive che potrebbero allontanarti dai tuoi obiettivi dietetici.

La transizione alla dieta cheto carnivora è un viaggio personale e può variare notevolmente da individuo a individuo. Adottare un approccio graduale e consapevole, rimanendo aperti ad aggiustamenti e cercando supporto quando necessario, può rendere questo cambiamento non solo efficace ma anche piacevole. Ricordati che il successo nella dieta cheto carnivora non si misura solo nella perdita di peso o nei benefici per la salute, ma anche nel tuo benessere complessivo e nella tua capacità di mantenere questi cambiamenti nel lungo termine.

L'ingresso nel mondo della dieta cheto carnivora può spesso portare a un fenomeno noto come "keto flu" o influenza cheto, un insieme di sintomi che si manifestano come parte della reazione del corpo all'adattamento da un metabolismo basato sui carboidrati a uno basato sui grassi. Questi sintomi possono variare da lievi a moderatamente severi e di solito si presentano nei primi giorni o settimane dopo aver iniziato la dieta.

I sintomi tipici della keto flu includono affaticamento, mal di testa, vertigini, irritabilità, nausea, crampi muscolari, difficoltà di concentrazione e disturbi del sonno. Queste manifestazioni sono il risultato di cambiamenti nel metabolismo del corpo e nella perdita di fluidi e sali minerali che si verifica con l'ingresso in chetosi.

Gestione dei Sintomi della Keto Flu

Per gestire efficacemente i sintomi della keto flu, è importante adottare alcuni accorgimenti:

Idratazione: Aumentare l'assunzione di acqua è fondamentale. I chetosi possono portare a una maggiore perdita di fluidi, quindi è essenziale rimanere ben idratati per alleviare i sintomi come mal di testa e affaticamento.

Elettroliti: La perdita di sali minerali come sodio, potassio e magnesio è comune nella dieta cheto. Integrare questi elettroliti può aiutare a ridurre crampi muscolari, mal di testa e stanchezza. Questo può essere fatto attraverso integratori o consumando alimenti che sono naturalmente ricchi di questi minerali.

Alimentazione Equilibrata: Assicurarsi di consumare pasti equilibrati con una buona fonte di grassi e proteine di qualità. Questo aiuta a fornire energia al corpo e a stabilizzare i livelli di zucchero nel sangue, riducendo l'affaticamento e l'irritabilità.

Riposo Adeguato: Il corpo potrebbe richiedere più riposo del solito durante l'adattamento alla dieta cheto. Assicurarsi di dormire a sufficienza può aiutare a combattere la stanchezza e a migliorare il benessere generale.

Attività Fisica Leggera: Anche se potresti sentirsi meno energico, un'esercitazione leggera come camminare o fare yoga può migliorare l'energia e aiutare il corpo ad adattarsi più velocemente ai chetosi.

Ascolto del Proprio Corpo: Se i sintomi diventano gravi o persistenti, è importante ascoltare il proprio corpo e considerare di consultare un professionista della salute. Potrebbe essere necessario aggiustare la dieta o il suo approccio.

Pazienza e Persistenza: Infine, è importante ricordare che la keto flu è di solito temporanea. La maggior parte delle persone trova che i sintomi si attenuano entro poche settimane, mentre il corpo completa il suo adattamento a una nuova fonte di energia.

Distribuzione dei Macronutrienti: Durante il periodo iniziale, potrebbe essere utile aggiustare le proporzioni di grassi, proteine e carboidrati (entro i limiti dei chetosi) per vedere se ciò allevia i sintomi. Ad esempio, aumentare leggermente i grassi sani può fornire energia aggiuntiva e facilitare la transizione.

Pasti Frequenti: Invece di tre grandi pasti, alcuni trovano utile consumare pasti più piccoli e frequenti durante il giorno per mantenere l'energia e stabilizzare la glicemia.

Stress Management: Lo stress può esacerbare i sintomi della keto flu. Praticare tecniche di riduzione dello stress come la meditazione, il respiro profondo o lo yoga può aiutare a mitigare alcuni dei sintomi legati allo stress.

Gradualità nell'Esercizio: Mentre l'esercizio leggero è benefico, evitare allenamenti intensi nelle prime fasi può aiutare a prevenire l'ulteriore affaticamento del corpo mentre si adatta al nuovo regime alimentare.

Educazione: Capire il processo di chetosi e come funziona può aiutare a normalizzare l'esperienza della keto flu. Sapere che è una fase temporanea può rendere più facile gestirla.

Monitoraggio della Chetosi: Utilizzare strisce reattive per chetoni o monitor del glucosio nel sangue può fornire un feedback tangibile che il corpo sta entrando in chetosi, il che può essere motivante e rassicurante.

Cerchia di Supporto: Parla con amici o familiari che hanno seguito una dieta cheto o unisciti a gruppi online. Condividere esperienze e ricevere consigli da coloro che hanno già attraversato questa fase può essere molto utile.

Consulenza Professionale: Se hai dubbi o preoccupazioni, non esitare a consultare un nutrizionista o un medico esperto in diete cheto. Possono fornire consigli personalizzati basati sulle tue esigenze individuali.

Aggiustamenti nel Tempo: Man mano che il corpo si adatta, potresti trovare che puoi fare aggiustamenti nella dieta, come variare i tipi di grassi o proteine, per ottimizzare ulteriormente il tuo benessere.

La gestione efficace della keto flu richiede un approccio olistico che comprende adattamenti nella dieta, gestione dello stile di vita, educazione e, se necessario, supporto professionale. Ricordati che questa fase è temporanea e che, una volta superata, molti trovano miglioramenti significativi nella loro energia, salute e benessere generale. Con una strategia ben pianificata, la transizione alla dieta cheto carnivora può diventare un'esperienza positiva e una fondamentale tappa nel tuo viaggio verso una salute ottimizzata.

Affrontare la fame e i craving, o desideri intensi di specifici alimenti, è una sfida comune durante la transizione alla dieta cheto carnivora. Questi fenomeni possono essere particolarmente intensi per coloro che sono abituati a un apporto regolare di carboidrati. Tuttavia, ci sono diverse strategie che possono aiutare a gestire questi impulsi e mantenere il percorso verso un'alimentazione cheto carnivora efficace e sostenibile.

Uno dei primi passi nel gestire la fame e i craving è riconoscere la differenza tra fame fisica e fame emotiva. La fame fisica si sviluppa gradualmente e può essere soddisfatta con vari tipi di cibi, mentre la fame emotiva spesso si manifesta improvvisamente e di solito desidera cibi specifici, spesso zuccherati o ricchi di carboidrati. Riconoscere questa differenza può aiutare a sviluppare strategie mirate per affrontarle.

Incorporare abbastanza grassi salutari nella dieta è un metodo efficace per aumentare la sazietà e ridurre i craving. I grassi sono più sazianti e possono aiutare a mantenere il senso di pienezza per periodi più lunghi. Alimenti come avocado, olio di cocco, burro di qualità e carni grasse sono ottimi per questo scopo.

Inoltre, mantenere una routine regolare di pasti può aiutare a stabilizzare i livelli di zucchero nel sangue e ridurre i picchi di fame. Saltare i pasti o lasciare passare troppo tempo tra di essi può portare a un aumento della fame e dei craving. È utile avere pasti pianificati e regolari, e, se necessario, snack sani a portata di mano per evitare di cedere ai desideri impulsivi.

Una corretta idratazione è un altro fattore importante. A volte, il corpo può confondere la sete con la fame. Assicurarsi di bere abbastanza acqua durante il giorno può aiutare a gestire i segnali di fame e i craving.

Esercitare attività fisica regolare può anche contribuire a regolare l'appetito e ridurre i desideri di cibo. L'attività fisica non solo aiuta a bruciare energia, ma può anche rilasciare endorfine che migliorano l'umore e riducono il desiderio di cibo emotivo.

Trovare sostituti sani per i cibi desiderati può essere un modo efficace per gestire i craving senza deviare dalla dieta. Ad esempio, per un desiderio di dolce, optare per un piccolo pezzo di cioccolato fondente ad alto contenuto di cacao può essere una soluzione. È importante, tuttavia, fare attenzione a non eccedere con questi sostituti, in quanto possono accumulare carboidrati nascosti.

La gestione della fame e dei craving richiede un approccio consapevole e proattivo. Con una pianificazione attenta, una comprensione delle proprie abitudini alimentari e l'adozione di strategie efficaci, è possibile navigare con successo in questi ostacoli comuni e mantenere un percorso coerente verso una dieta cheto carnivora sana e gratificante.

Un altro approccio efficace per gestire la fame è l'implementazione di una routine di pasti e snack programmati. Questo non solo aiuta a prevenire gli attacchi di fame improvvisi, ma stabilizza anche i livelli di zucchero nel sangue, riducendo così i craving. È importante scegliere snack che siano conformi alla dieta cheto carnivora, come fette di carne secca, formaggio, o una manciata di noci (se tollerate).

La comprensione del ruolo che le emozioni giocano nel desiderio di cibo è un'altra componente cruciale. Spesso, i craving non derivano dalla fame fisica, ma piuttosto da stati emotivi come stress, tristezza o noia. Identificare queste emozioni e trovare metodi alternativi per affrontarle, come la meditazione, la lettura, o una passeggiata, può prevenire il mangiare emotivo.

Incorporare alimenti ricchi di fibre, se tollerati e in linea con la dieta cheto carnivora, può anche aiutare a gestire la fame. Sebbene la dieta cheto carnivora tradizionale limiti molti alimenti ricchi di fibre, alcuni individui scelgono di includere piccole quantità di verdure a basso contenuto di carboidrati per aumentare l'apporto di fibre, migliorando la sazietà e la salute intestinale.

Mantenere il corpo e la mente occupati e distrarre dall'idea di mangiare può essere un altro metodo efficace per gestire la fame e i craving. Attività che richiedono concentrazione e coinvolgimento, come un hobby o un progetto, possono distogliere l'attenzione dal cibo.

È fondamentale ascoltare il proprio corpo e riconoscere la differenza tra fame reale e craving. Se si prova vera fame, è importante nutrirsi in modo adeguato. Tuttavia, se i craving sono il problema, applicare le strategie sopra menzionate può essere di grande aiuto.

La gestione della fame e dei craving in una dieta cheto carnivora richiede una combinazione di pianificazione strategica, comprensione delle proprie abitudini e risposte emotive, e l'uso di tecniche per promuovere la sazietà e il benessere generale. Con l'approccio giusto, è possibile superare questi ostacoli comuni e rimanere in pista verso il raggiungimento degli obiettivi di salute e benessere.

L'adattamento del corpo e la performance fisica durante la transizione alla dieta cheto carnivora sono aspetti cruciali da considerare. Questa fase di cambiamento può avere effetti variabili sulla capacità fisica e sull'energia, a seconda di come il corpo di ciascuno reagisce al nuovo regime alimentare e al passaggio ai chetosi.

Durante le prime fasi della dieta cheto carnivora, è comune sperimentare una diminuzione temporanea della performance fisica. Questo fenomeno è dovuto principalmente al fatto che il corpo sta passando da un metabolismo basato sui carboidrati a uno basato sui grassi per la produzione di energia. Durante questo periodo di transizione, il corpo non è ancora efficiente nell'utilizzare i grassi e i chetoni come principali fonti di energia, il che può portare a sensazioni di affaticamento e riduzione della resistenza e della forza.

È importante notare che questa fase di adattamento è temporanea. La maggior parte delle persone nota un miglioramento delle performance fisiche una volta completata la transizione metabolica. Questo miglioramento può manifestarsi in una maggiore stabilità energetica durante il giorno, maggiore resistenza durante l'esercizio fisico e una più rapida ripresa post-allenamento.

Per gestire al meglio questo periodo di transizione e minimizzare l'impatto sulle performance fisiche, è consigliabile adottare alcuni accorgimenti:

1. Ridurre Temporaneamente l'Intensità dell'Esercizio: Durante le prime settimane, potrebbe essere utile ridurre l'intensità e la durata degli allenamenti per adattarsi ai cambiamenti energetici.

2. Incrementare il Consumo di Grassi: Assicurarsi di consumare abbastanza grassi sani per supportare la produzione di energia. I grassi forniscono una fonte di energia a lunga durata che può essere particolarmente utile durante l'esercizio fisico.

3. Idratazione e Elettroliti: Mantenere un'adeguata idratazione e un buon bilancio di elettroliti è fondamentale, soprattutto durante l'attività fisica, per prevenire crampi muscolari e affaticamento.

4. Ascoltare il Proprio Corpo: Essere attenti ai segnali del proprio corpo e adattare l'allenamento di conseguenza. Se ci si sente particolarmente stanchi o deboli, può essere necessario concedersi più tempo per riposare e recuperare.

5. Nutrizione Post-Allenamento: Consumare un pasto o uno snack equilibrato dopo l'esercizio può aiutare a ottimizzare la ripresa. Anche se la dieta è a basso contenuto di carboidrati, assicurarsi di includere proteine di alta qualità per il recupero muscolare.

Dopo la fase iniziale di adattamento, durante la quale il corpo passa da un metabolismo basato sui carboidrati a uno basato sui grassi, molte persone iniziano a sperimentare ciò che viene spesso definito come "cheto-adattamento". Questo processo include miglioramenti nella capacità del corpo di produrre e utilizzare i chetoni in modo efficiente. Di conseguenza, molti atleti e individui attivi segnalano un aumento della loro capacità di eseguire esercizi di resistenza per periodi più lunghi senza la necessità di reintegrare i carboidrati.

Miglioramento della Resistenza e della Stabilità Energetica

1. Aumento dell'Ossidazione dei Grassi: Con la dieta cheto carnivora, il corpo impara a bruciare i grassi più efficacemente, il che può portare a un miglioramento dell'ossidazione dei grassi durante l'esercizio fisico. Ciò può tradursi in una maggiore resistenza e capacità di eseguire attività fisiche prolungate.

2. Stabilità Energetica: Senza la necessità di carboidrati frequenti per l'energia, gli individui spesso sperimentano livelli di energia più stabili durante il giorno, che possono tradursi in performance fisiche più consistenti.

Strategie per Ottimizzare le Prestazioni

1. Alimentazione Strategica: Sebbene la dieta cheto carnivora sia generalmente bassa in carboidrati, alcuni atleti possono beneficiare di un approccio "ciclico" o "mirato" al cheto, dove i carboidrati vengono reintegrati in momenti specifici per massimizzare le prestazioni, specialmente durante gli allenamenti ad alta intensità.

2. Adeguato Apporto Proteico: Assicurarsi di consumare abbastanza proteine è essenziale per il mantenimento e la riparazione della massa muscolare, specialmente in una dieta ad alto contenuto di grassi e basso contenuto di carboidrati.

3. Riposo e Recupero: Dare al corpo abbastanza tempo per riposare e recuperare è cruciale, specialmente nelle fasi iniziali della transizione alla dieta cheto carnivora. Questo permette al corpo di adattarsi senza stress eccessivo.

Considerazioni a Lungo Termine

1. Monitoraggio della Salute: Controllo regolare della salute e dei parametri fisici è importante per assicurarsi che la dieta cheto carnivora sia sostenibile e benefica nel lungo termine.

2. Equilibrio e Flessibilità: Mentre alcuni possono trovare che la dieta cheto carnivora migliora le loro prestazioni fisiche, altri potrebbero scoprire che un approccio più flessibile alle loro esigenze nutrizionali è più efficace.

La transizione alla dieta cheto carnivora può presentare sfide iniziali per la performance fisica, ma con il tempo e un adeguato adattamento, molti sperimentano miglioramenti nella resistenza, nella stabilità energetica e nelle prestazioni generali. Un approccio personalizzato, che tenga conto delle proprie esigenze fisiche, obiettivi e risposte del corpo, è la chiave per sfruttare i benefici di questa dieta in termini di prestazioni fisiche.

La transizione a una dieta cheto carnivora non è solo una sfida fisica, ma anche psicologica e motivazionale. Il successo in questo regime alimentare richiede non solo la comprensione e l'adattamento del proprio corpo, ma anche un forte sostegno psicologico e motivazionale. La mentalità e l'approccio emotivo giocano un ruolo cruciale nel sostenere questa significativa modifica dello stile di vita.

Affrontare una dieta cheto carnivora può comportare sfide psicologiche come la resistenza al cambiamento, la gestione delle abitudini alimentari radicate e la lotta contro i desideri di cibi non conformi alla dieta. Per alcune persone, il cibo può avere anche una forte componente emotiva o di conforto, rendendo ancora più difficile rinunciare ai carboidrati. La motivazione può vacillare, soprattutto quando si confrontano ostacoli come la keto flu o i periodi di plateau nel percorso di perdita di peso.

Tecniche per Rafforzare il Supporto Psicologico e Motivazionale

Obiettivi Realistici e Graduali: Stabilire obiettivi realistici e raggiungibili può aiutare a mantenere la motivazione. Invece di mirare a cambiamenti drastici o risultati immediati, concentrarsi su piccoli passi progressivi verso uno stile di vita più sano.

Journaling e Riflessione Personale: Tenere un diario alimentare e riflettere sui progressi può essere un potente strumento per rimanere consapevoli delle proprie abitudini alimentari e per celebrare i successi, grandi e piccoli.

Supporto di Comunità e Gruppi: Unirsi a gruppi o comunità online di persone che seguono la dieta cheto carnivora può fornire una fonte di ispirazione, supporto e consigli pratici. Condividere esperienze e sfide con altri può aiutare a sentirsi meno soli nel proprio viaggio.

Gestione dello Stress e delle Emozioni: Imparare tecniche di gestione dello stress e delle emozioni, come la meditazione, lo yoga o la terapia, può aiutare a ridurre la dipendenza emotiva dal cibo e a sviluppare strategie più sane per affrontare le sfide.

Visualizzazione e Affermazioni Positive: Utilizzare tecniche di visualizzazione e affermazioni positive può aiutare a rafforzare la determinazione e a mantenere un atteggiamento positivo verso i cambiamenti dello stile di vita.

Ricompense Non Alimentari: Trovare modi per premiarsi che non siano legati al cibo può essere efficace. Ciò potrebbe includere attività come un massaggio, una giornata di relax o l'acquisto di qualcosa di speciale.

Consulenza Professionale: In alcuni casi, può essere utile cercare il supporto di un terapista o di un coach di vita, specialmente se si stanno affrontando difficoltà significative nella gestione del cambiamento.

Riconoscere e Celebrare i Successi: Riconoscere ogni piccolo successo lungo il cammino può essere molto motivante. Celebrare questi traguardi può rafforzare la convinzione che i cambiamenti di stile di vita stiano portando a risultati positivi.

Focus sulle Ragioni del Cambiamento: Mantenere sempre in mente le ragioni personali per cui si è scelto di intraprendere la dieta cheto carnivora può essere un potente motivatore. Che si tratti di migliorare la salute, perdere peso, o aumentare l'energia, ricordare questi obiettivi può aiutare a rimanere concentrati.

Riconoscimento dei Progressi: Anche i piccoli progressi sono significativi. Celebrare questi momenti può aumentare la fiducia e la motivazione per continuare il percorso.

Realismo: Essere realistici sulle aspettative può aiutare a prevenire la delusione. Capire che ci saranno alti e bassi può preparare mentalmente ad affrontare le sfide.

Pazienza: La transizione a una dieta cheto carnivora può richiedere tempo. Essere pazienti e dare al corpo il tempo di adattarsi ai cambiamenti è fondamentale.

Condivisione con Amici e Familiari: Condividere i propri obiettivi e sfide con amici e familiari può non solo fornire una rete di supporto, ma anche aumentare la responsabilità personale.

Partecipazione a Gruppi di Supporto: Unirsi a gruppi di supporto, sia online che nella comunità locale, può offrire consigli pratici, incoraggiamento e comprensione da parte di persone che stanno vivendo esperienze simili.

Diario Alimentare e di Attività: Mantenere un diario in cui si annotano i pasti, l'esercizio fisico e i sentimenti può aiutare a identificare modelli e progressi, fungendo da potente strumento di auto-riflessione e motivazione.

Mindfulness e Autocoscienza: Praticare la mindfulness e l'autocoscienza può aiutare a riconoscere e gestire i comportamenti alimentari emotivi e i craving.

Strategie per Affrontare i Momenti Difficili: Avere un piano per i momenti in cui la motivazione cala o i craving si fanno sentire può essere cruciale. Questo potrebbe includere attività di distrazione, tecniche di respirazione o semplicemente concedersi una pausa per riflettere sulle ragioni del proprio percorso.

Flessibilità: Essere flessibili e disposti ad aggiustare la dieta in base ai propri bisogni e risposte del corpo è importante. Rigidezza eccessiva può portare a stress e sentimenti di fallimento.

Il supporto psicologico e motivazionale gioca un ruolo fondamentale nella transizione e nel mantenimento a lungo termine della dieta cheto carnivora. Approcciando questo cambiamento con una mentalità positiva, aspettative realistiche, supporto adeguato e strategie per mantenere la motivazione, è possibile superare le sfide e realizzare un cambiamento di stile di vita duraturo e benefico.

Nel percorso della dieta cheto carnivora, riconoscere e comprendere quando aspettarsi i miglioramenti è cruciale per mantenere la motivazione e valutare l'efficacia della dieta. Mentre la transizione a questo regime alimentare può variare significativamente da persona a persona, ci sono alcuni segnali e tappe generali che possono indicare progressi e miglioramenti.

Nei primi giorni o settimane di transizione alla dieta cheto carnivora, i cambiamenti più evidenti possono essere legati alla perdita di peso, specialmente se si proviene da una dieta ad alto contenuto di carboidrati. Questa perdita di peso iniziale è spesso dovuta alla riduzione del glicogeno e alla perdita di fluidi associata, piuttosto che alla perdita di grasso corporeo significativa. Durante questo periodo, è anche comune sperimentare i sintomi della keto flu.

Dopo la fase iniziale, di solito entro le prime due o tre settimane, si inizia a entrare in uno stato di chetosi ottimale. Qui, si potrebbero notare miglioramenti come una maggiore chiarezza mentale, livelli di energia più stabili e un calo dell'appetito o dei craving per i carboidrati. Questi segni indicano che il corpo si sta adattando alla bruciatura dei grassi come fonte primaria di energia.

Altri miglioramenti possono includere un miglioramento della qualità del sonno e una maggiore stabilità emotiva. Alcuni seguaci della dieta cheto carnivora riferiscono anche una riduzione dei sintomi infiammatori, come il gonfiore e il dolore articolare, indicando un effetto anti-infiammatorio della dieta.

In termini di performance fisica, dopo il periodo di adattamento iniziale, molti atleti e individui attivi segnalano un aumento della resistenza e una migliore capacità di eseguire esercizi di lunga durata senza affaticamento. Questi miglioramenti possono richiedere più tempo, spesso diverse settimane o mesi, man mano che il corpo diventa più efficiente nell'usare i chetoni e i grassi per l'energia.

È importante monitorare i progressi non solo in termini di perdita di peso o misurazioni fisiche, ma anche considerando il benessere generale, le prestazioni fisiche, i livelli di energia e la salute mentale. Ogni persona può sperimentare miglioramenti in momenti diversi e in modi diversi, quindi è importante rimanere pazienti e aperti a un processo di scoperta personale durante la dieta cheto carnivora.

Il cambiamento nei livelli di energia è un altro indicatore chiave dei progressi. Mentre la fase iniziale può essere segnata da affaticamento e mancanza di energia, con il tempo il corpo inizia a adattarsi a utilizzare i grassi e i chetoni come principali fonti di energia, portando a livelli di energia più stabili e sostenuti durante tutto il giorno. Questo cambio può ridurre la dipendenza da picchi di energia brevi e instabili che si ottengono comunemente con un'alimentazione ricca di carboidrati.

In termini di prestazioni fisiche, dopo un periodo di adattamento, molte persone riportano un miglioramento nell'esercizio fisico, in particolare in attività che richiedono resistenza. La capacità del corpo di utilizzare in modo efficiente i grassi come carburante può risultare in una resistenza migliore e in una minore necessità di reintegrare continuamente l'energia durante l'attività fisica.

Un altro miglioramento notevole può essere osservato nella composizione corporea. Oltre alla perdita di peso, che è spesso uno degli obiettivi primari di chi segue la dieta cheto carnivora, è possibile notare un aumento della massa muscolare magra e una riduzione della massa grassa. Questi cambiamenti possono non essere immediatamente evidenti sulla bilancia, ma possono essere osservati attraverso misurazioni del corpo o altri indicatori di fitness fisico.

Anche la gestione dell'appetito e dei craving può migliorare significativamente. Con la dieta cheto carnivora, molti sperimentano una riduzione dell'appetito e una minore frequenza di attacchi di fame, specialmente per cibi ricchi di zuccheri e carboidrati. Questo cambiamento può portare a un rapporto più sano e controllato con il cibo.

Infine, è importante tenere presente che i miglioramenti possono variare notevolmente da persona a persona e che la pazienza è un elemento chiave. Monitorare attentamente i segnali del proprio corpo e apportare aggiustamenti o consultare un professionista della salute quando necessario può aiutare a ottimizzare i benefici della dieta cheto carnivora e garantire che i miglioramenti siano sostenibili a lungo termine.

8. Ricette Base e Avanzate

Il capitolo "Ricette Base e Avanzate" è un elemento essenziale nel libro "Dieta Cheto Carnivora per Principianti", offre una varietà di opzioni culinarie per mantenere la dieta sia interessante che soddisfacente. Questo capitolo è strutturato per guidarti attraverso una serie di ricette, partendo da quelle base, semplici e veloci, fino a opzioni più elaborate e creative, aiutando così a mantenere l'entusiasmo e la varietà nel proprio regime alimentare cheto carnivoro.

Le ricette base sono progettate per essere accessibili, con ingredienti minimi e passaggi semplici, ideali per chi è alle prime armi con la dieta cheto carnivora o per chi ha poco tempo. Queste includono piatti come bistecche alla griglia, hamburger senza pane, brodo di ossa nutriente e uova in diverse varianti. L'enfasi è sulla facilità di preparazione e sull'utilizzo di ingredienti integrali e di alta qualità per massimizzare il valore nutrizionale e il gusto.

Man mano che i lettori diventano più a loro agio con i principi base della cucina cheto carnivora, possono esplorare ricette più avanzate e creative. Queste ricette incorporano una maggiore varietà di tecniche di cucina e presentano combinazioni di sapori più complesse. Esempi possono includere roast beef arrosto con erbe aromatiche, stufati di carne ricchi, frattaglie impanate con farine a basso contenuto di carboidrati, o persino sperimentazioni con ricette etniche adattate al cheto carnivoro.

Oltre alle ricette, questo capitolo fornisce anche consigli utili sulla preparazione dei pasti, suggerimenti per conservare e riutilizzare gli avanzi, e idee per rendere i piatti cheto carnivori ancora più interessanti con l'uso di spezie e erbe aromatiche, sempre nel rispetto dei principi della dieta.

Nel contesto della "Dieta Cheto Carnivora per Principianti", una guida passo a passo a ricette semplici è fondamentale per aiutare i neofiti a navigare con successo in questo stile alimentare. Questa sezione è progettata per fornire ai principianti un punto di partenza facile e accessibile, con ricette che richiedono pochi ingredienti e passaggi semplici.

Le ricette introdotte in questa sezione sono state selezionate per la loro semplicità, velocità di preparazione e valore nutrizionale, garantendo che anche chi è alle prime armi con la cucina possa realizzarle con facilità. Inoltre, queste ricette aiutano a costruire una base solida per capire come combinare diversi tipi di carne e grassi per creare pasti soddisfacenti e conformi alla dieta cheto carnivora.

Esempi di queste ricette semplici includono:

1. **Bistecca alla Griglia:** Una guida dettagliata su come preparare una bistecca perfettamente grigliata, consigli su quali tagli di carne scegliere, e come condire la carne per esaltarne il sapore senza aggiungere carboidrati.
2. **Uova Strapazzate Nutrienti:** Una ricetta di base per le uova strapazzate, arricchita con consigli su come renderle più gustose e nutrienti, ad esempio aggiungendo erbe aromatiche o una porzione di formaggio ad alto contenuto di grassi.
3. **Brodo di Ossa:** Istruzioni per preparare un brodo di ossa nutriente, un ottimo modo per integrare minerali e collagene nella dieta. Questa ricetta spiega come usare ossa di diversi tipi di animali e come arricchire il brodo con aromi naturali.
4. **Burger Carnivori Senza Pane:** Un approccio semplice per preparare hamburger succulenti, con suggerimenti su come scegliere il tipo di carne e come condirla. La ricetta include anche opzioni per accompagnamenti cheto-compatibili, come foglie di lattuga al posto del pane.
5. **Filetto di Salmone al Forno:** Una ricetta semplice ma elegante per cuocere il salmone al forno, concentrando l'attenzione

sulla qualità del pesce e su tecniche di cottura che ne preservano la tenerezza e il sapore.

Ogni ricetta è accompagnata da istruzioni passo a passo, rendendo il processo di cucina il più chiaro e semplice possibile. Inoltre, vengono fornite informazioni su come variare e personalizzare ogni piatto, in modo che i principianti possano iniziare a sperimentare con fiducia.

Questa sezione serve non solo a fornire ricette di base, ma anche a educare i principianti sui principi fondamentali della cucina cheto carnivora, come la selezione degli ingredienti, le tecniche di cottura e la comprensione del bilanciamento tra grassi e proteine. Con queste ricette, anche chi è nuovo alla dieta cheto carnivora può iniziare a godere dei benefici di questo regime alimentare, preparando pasti gustosi e nutrizionalmente ricchi con facilità e sicurezza.

1. **Bistecca alla Griglia:**

Preparare una bistecca alla griglia è un'arte semplice ma ricca di soddisfazioni, perfetta per chi inizia con la dieta cheto carnivora. Ecco una guida passo a passo per cucinare una bistecca alla griglia deliziosa e succosa.

Ingredienti:

- 1 bistecca di manzo di alta qualità (come controfiletto, filetto o costata)
- Sale e pepe nero macinato fresco
- Olio d'oliva o burro (opzionale)

Attrezzatura:

- Griglia o padella per grigliare
- Pinze da cucina
- Termometro per carne (opzionale)

Preparazione della Bistecca:

Togli la bistecca dal frigorifero almeno 30 minuti prima della cottura per permetterle di raggiungere la temperatura ambiente. Questo aiuta a garantire una cottura uniforme.

Asciuga la bistecca con carta da cucina per rimuovere l'umidità in eccesso.

Condisci entrambi i lati generosamente con sale e pepe nero. Per una marina semplice, potresti anche strofinare un po' di olio d'oliva su entrambi i lati.

Riscaldare la Griglia:

Riscalda la griglia o la padella per grigliare a fuoco medio-alto. Vuoi che sia ben calda per sigillare la superficie della bistecca e creare quella crosticina dorata e saporita.

Cottura della Bistecca:

Posiziona la bistecca sulla griglia e cuocila senza muoverla per circa 3-4 minuti per lato, a seconda dello spessore e del grado di cottura desiderato (rare, medium, well-done).

Usa le pinze per girare la bistecca. Evita di usare una forchetta, poiché forare la carne può far perdere succhi preziosi.

Per una cottura precisa, usa un termometro per carne inserendolo al centro della bistecca.

Tempi di Cottura Indicativi:

- Rare: circa 2-3 minuti per lato (temperatura interna di circa 50-52°C)
- Medium Rare: circa 3-4 minuti per lato (temperatura interna di circa 55-60°C)
- Well Done: circa 5-6 minuti per lato (temperatura interna superiore a 70°C)

Riposo:

Una volta raggiunto il grado di cottura desiderato, trasferisci la bistecca su un tagliere e lasciala riposare per almeno 5 minuti prima di tagliarla. Questo permette ai succhi di ridistribuirsi, rendendo la bistecca più succosa e saporita.

Servire:

Taglia la bistecca contro la fibra per garantire tenerezza. Servila calda, magari con un tocco finale di burro o un filo d'olio d'oliva extra vergine.

Questa semplice ricetta per bistecca alla griglia sottolinea l'importanza di ingredienti di qualità e di tecniche di cottura appropriate, aspetti fondamentali nella dieta cheto carnivora. Goditi il tuo pasto sapendo che stai nutrendo il tuo corpo con un piatto ricco di proteine e grassi salutari, in linea con il tuo regime alimentare cheto carnivoro.

2. Uova Strapazzate Nutrienti

Le uova strapazzate nutrienti sono un pilastro della dieta cheto carnivora e una scelta eccellente per chiunque cerchi un pasto semplice, veloce ma estremamente nutriente. Ecco come prepararle:

Ingredienti:

- 3-4 uova grandi
- 2 cucchiai di burro o olio d'oliva
- Sale e pepe nero macinato fresco
- Erbe aromatiche fresche tritate (opzionale, come prezzemolo o erba cipollina)
- Formaggio grattugiato a piacere (opzionale, come cheddar o parmigiano)

Istruzioni:

Sbattere le Uova:

Rompi le uova in una ciotola. Aggiungi un pizzico di sale e pepe.

Sbatti le uova con una forchetta o una frusta fino a quando non sono completamente mescolate. Per una consistenza più cremosa, puoi aggiungere un cucchiaio di panna o latte intero.

Riscaldare la Padella:

Scalda una padella antiaderente a fuoco medio e aggiungi il burro o l'olio d'oliva.

Aspetta che il burro si sciolga e diventi schiumoso, o che l'olio sia caldo ma non fumante.

Cucinare le Uova:

Versa le uova sbattute nella padella. Lascia che si rapprendano leggermente per alcuni secondi.

Con una spatola, inizia a muovere delicatamente le uova dal bordo verso il centro della padella. Continua a muovere e piegare le uova per circa 1-2 minuti.

Le uova strapazzate dovrebbero essere morbide e leggermente cremose. Evita di cucinarle troppo a lungo per prevenire che diventino asciutte o gommosi.

Aggiunta di Ingredienti Opzionali:

Se desideri, aggiungi erbe aromatiche fresche tritate e/o formaggio grattugiato verso la fine della cottura. Le erbe aggiungono un tocco fresco, mentre il formaggio offre cremosità e ulteriore sapore.

Servire:

Servi immediatamente le uova strapazzate. Sono deliziose da sole o come accompagnamento a carni, come bacon o salsicce.

Le uova strapazzate nutrienti sono un esempio perfetto di come la dieta cheto carnivora possa essere sia deliziosa che nutriente. Questo piatto può essere facilmente personalizzato in base ai gusti personali e alle esigenze nutrizionali, rendendolo un'ottima opzione per colazione, pranzo o cena.

3. Brodo di Ossa

Il brodo di ossa è un alimento base della dieta cheto carnivora, noto per il suo ricco contenuto di minerali e collagene, che offre numerosi benefici per la salute. Preparare il brodo di ossa in casa è un processo semplice, anche se richiede tempo per estrarre tutti i nutrienti dalle ossa. Ecco come farlo:

Ingredienti:

- 1-2 kg di ossa di manzo, pollo o pesce (ossi di manzo o di pollo sono i più comuni)
- Acqua fredda sufficiente per coprire le ossa
- 2 cucchiai di aceto di mele (aiuta nell'estrazione dei minerali dalle ossa)
- Sale marino o rosa dell'Himalaya, a piacere
- Verdure opzionali: carote, sedano, cipolle (per chi segue un approccio più flessibile alla dieta cheto carnivora)
- Erbe aromatiche opzionali: alloro, timo, prezzemolo

Istruzioni:

Preparazione delle Ossa:

Se usi ossa di manzo o di pollo, è consigliabile arrostirle prima di fare il brodo. Disponi le ossa su una teglia e arrostiscile in forno a 200°C per 20-30 minuti fino a quando non diventano dorate. Questo passaggio migliora il sapore del brodo.

Inizio del Brodo:

- Metti le ossa in una grande pentola o in un fornello lento.
- Aggiungi acqua fredda fino a coprire completamente le ossa.
- Aggiungi l'aceto di mele e lascia riposare per 20-30 minuti prima di iniziare a riscaldare. L'aceto aiuta a estrarre i minerali dalle ossa.

Cottura:

- Porta l'acqua a ebollizione a fuoco medio-alto.
- Riduci il fuoco per mantenere un leggero bollore. Schiuma la superficie per rimuovere eventuali impurità.
- Aggiungi sale e le verdure o erbe opzionali.
- Lascia sobbollire lentamente per 12-24 ore per le ossa di manzo e 6-8 ore per quelle di pollo. Più a lungo cuoce il brodo, più ricco sarà di nutrienti.

Raffreddamento e Filtraggio:

Una volta terminata la cottura, rimuovi le ossa e le verdure con una schiumarola.

Filtra il brodo attraverso un colino fine in contenitori per la conservazione.

Lascia raffreddare il brodo. Se desideri, puoi rimuovere lo strato di grasso solidificato che si forma sulla superficie una volta raffreddato.

Conservazione:

Il brodo di ossa può essere conservato in frigorifero per circa 5 giorni o congelato per un uso futuro.

Il brodo di ossa può essere gustato da solo come bevanda riscaldante o utilizzato come base per zuppe e stufati. È un ottimo modo per integrare la dieta con nutrienti essenziali e può essere particolarmente benefico per la salute intestinale, delle articolazioni e della pelle. Preparare il brodo di ossa in casa consente di avere un controllo completo sugli ingredienti e sulla qualità, assicurando un prodotto nutriente e salutare.

4. Burger Carnivori Senza Pane

I burger carnivori senza pane sono un piatto sostanzioso e delizioso, ideale per chi segue una dieta cheto carnivora. Questi burger sono semplici da preparare e possono essere personalizzati con una varietà di condimenti e accompagnamenti per soddisfare il palato. Ecco come fare:

Ingredienti:

- 500 g di carne macinata (manzo, maiale, agnello o una combinazione)
- Sale e pepe nero macinato fresco
- 1 cucchiaino di aglio in polvere (opzionale)
- Burro o olio per la cottura
- Condimenti opzionali: fette di formaggio, bacon croccante, uova fritte

- Per servire: foglie di lattuga larghe (come lattuga romana o iceberg) o fette di avocado

Istruzioni:

Preparare la Carne:

- In una ciotola, unisci la carne macinata con sale, pepe e aglio in polvere. Mescola bene fino a quando gli ingredienti non sono uniformemente distribuiti.
- Dividi il composto in 4 porzioni uguali e forma ogni porzione in un burger. Schiaccia leggermente al centro per evitare che si gonfi durante la cottura.

Cottura dei Burger:

Riscalda una padella a fuoco medio-alto e aggiungi un po' di burro o olio.

Una volta calda la padella, aggiungi i burger. Cuoci per circa 3-5 minuti per lato, a seconda dello spessore e del livello di cottura desiderato.

Se desideri, aggiungi una fetta di formaggio sopra ciascun burger negli ultimi minuti di cottura per farlo sciogliere.

Preparare i Condimenti:

Nel frattempo, prepara i condimenti. Puoi cuocere del bacon fino a renderlo croccante o friggere delle uova.

Assemblaggio:

Servi i burger su foglie di lattuga usate come "pane" o su fette di avocado per un tocco di cremosità e un extra di grassi salutari.

Aggiungi i condimenti scelti sopra ciascun burger.

Servire:

I burger possono essere serviti con una forchetta e un coltello oppure avvolti in foglie di lattuga per un'esperienza più simile a quella di un burger tradizionale.

Questi burger carnivori senza pane sono un modo eccellente per godere dei sapori ricchi e soddisfacenti di un burger senza i carboidrati del pane. Sono perfetti per un pasto nutriente che rispetta i principi della dieta cheto carnivora, fornendo proteine di alta qualità e grassi salutari. Personalizza i tuoi burger con i tuoi condimenti preferiti per renderli ancora più gustosi!

5. Filetto di Salmone al Forno

Il filetto di salmone al forno è un piatto elegante, nutriente e incredibilmente semplice da preparare, perfetto per chi segue una dieta cheto carnivora. Ricco di acidi grassi omega-3 e proteine, il salmone è un'ottima scelta per un pasto sano e gustoso. Ecco come prepararlo:

Ingredienti:

- 2 filetti di salmone (circa 150-200 g ciascuno)
- 2 cucchiai di olio d'oliva extra vergine
- Sale e pepe nero macinato fresco
- 1 limone, affettato sottilmente
- Erbe aromatiche fresche a scelta (come aneto, prezzemolo o timo)

Istruzioni:

Preparazione:

- Preriscalda il forno a 200°C.
- Asciuga i filetti di salmone con carta assorbente per rimuovere l'umidità in eccesso. Questo aiuterà a ottenere una pelle croccante.

Condire il Salmone:

- Sistemare i filetti di salmone su una teglia rivestita con carta da forno, con la pelle rivolta verso il basso.
- Spennella il salmone con olio d'oliva e cospargilo con sale e pepe nero macinato fresco.

- Adagia le fette di limone sopra i filetti e cospargili con le erbe aromatiche scelte.

Cottura al Forno:

Inforna i filetti di salmone e cuocili per circa 12-15 minuti, o fino a quando il salmone si sfalda facilmente con una forchetta. Il tempo esatto dipenderà dallo spessore dei filetti.

Per una pelle più croccante, puoi mettere i filetti sotto il grill per gli ultimi 1-2 minuti di cottura.

Servire:

Una volta cotto, lascia riposare il salmone per qualche minuto prima di servire.

Puoi accompagnare il salmone con una guarnizione di insalata verde o verdure a basso contenuto di carboidrati, se desiderato.

Il filetto di salmone al forno è un piatto che combina semplicità e raffinatezza, offrendo un pasto nutriente che si adatta perfettamente a una dieta cheto carnivora. Le erbe aromatiche e il limone aggiungono un sapore fresco e leggero che complimenta la ricchezza del salmone, rendendolo un pasto ideale sia per le cene quotidiane che per le occasioni speciali.

Nella dieta cheto carnivora, le ricette avanzate svolgono un ruolo chiave per mantenere il regime alimentare vario e stimolante. Mentre le ricette di base forniscono i fondamenti e la facilità, le ricette avanzate introducono una maggiore complessità culinaria e una varietà di sapori, rendendo il viaggio cheto carnivoro più gratificante e sostenibile a lungo termine. Queste ricette possono includere tecniche di cottura più elaborate, combinazioni di ingredienti uniche, e presentazioni creative.

Ricette Avanzate per la Dieta Cheto Carnivora

1. **Roast Beef Arrosto alle Erbe:**

Un classico roast beef arrosto, condito con una miscela di erbe aromatiche come rosmarino, timo e aglio, e cotto lentamente per ottenere una carne tenera e succosa. Servire con un sugo a base di brodo di ossa per un pasto ricco di sapore e nutrienti.

2. **Stufato di Carne con Frattaglie:**

Un ricco stufato che combina carne di manzo con frattaglie nutrienti come fegato e cuore. Cotto lentamente con brodo di ossa, questo stufato è un ottimo modo per incorporare frattaglie nella dieta, beneficiando dei loro numerosi nutrienti.

3. **Salmone Ripieno di Crema di Formaggio:**

Filetti di salmone ripieni di una crema di formaggio aromatizzata con erbe fresche e aglio. Questa ricetta unisce i grassi salutari del salmone con i sapori ricchi e cremosi del formaggio, creando un piatto equilibrato e gustoso.

4. **Hamburger Gourmet con Uovo e Avocado:**

Hamburger di carne macinata di alta qualità serviti con un uovo fritto in cima e fette di avocado. Questa ricetta eleva il classico burger cheto a un livello superiore, combinando diverse fonti di grassi e proteine.

5.   **Pollo Ripieno con Pancetta e Formaggio:**

Petto di pollo ripieno di formaggio cremoso e avvolto in pancetta, cotto al forno fino a diventare croccante all'esterno e succulento all'interno. Questa ricetta offre una combinazione di sapori e texture che soddisfa il palato.

6.   **Bistecca di Manzo con Burro alle Erbe:**

Una bistecca di manzo alla griglia servita con un burro alle erbe aromatiche fatto in casa. Il burro alle erbe, con ingredienti come erba cipollina, aglio e prezzemolo, aggiunge un tocco di sapore e cremosità alla bistecca.

7.   **Terrina di Carne e Fegato:**

Una terrina ricca e saporita fatta con carne macinata, fegato e spezie varie. Servita fredda, questa terrina è perfetta come antipasto o spuntino ricco di nutrienti.

Queste ricette avanzate non solo forniscono varietà e piacere culinario, ma sono anche un modo per esplorare diverse combinazioni e preparazioni di carne e grassi, mantenendo la dieta sia interessante che nutrizionalmente completa. Sperimentare con queste ricette può essere un'esperienza gratificante, ampliando le competenze culinarie e arricchendo il percorso cheto carnivoro.

Nel contesto della dieta cheto carnivora, la preparazione e la conservazione efficiente dei pasti sono fondamentali per garantire che si abbia sempre a disposizione cibo sano e conforme alla dieta, soprattutto nelle giornate più impegnative. Avere una strategia per preparare e conservare i pasti può risparmiare tempo, ridurre lo spreco di cibo e aiutare a rimanere fedeli al regime dietetico. Ecco alcuni consigli utili:

1. Pianificazione dei Pasti: Dedica del tempo ogni settimana per pianificare i pasti. Questo include la scelta delle ricette, la preparazione della lista della spesa e la decisione su quali pasti cucinare in anticipo. Una buona pianificazione può evitare decisioni alimentari impulsive che potrebbero allontanarti dai tuoi obiettivi dietetici.

2. Cottura in Lotti: Preparare grandi quantità di cibo in una sola volta può essere un risparmio di tempo significativo. Puoi cuocere diverse porzioni di carne, come pollo, manzo o pesce, e conservarle in frigorifero o congelatore per i pasti futuri.

3. Utilizzo di Contenitori Appropriati: Investi in contenitori per alimenti di buona qualità, preferibilmente in vetro o in plastica senza BPA. Usare contenitori separati per diversi tipi di alimenti può aiutare a mantenere il cibo fresco più a lungo e facilitare il riscaldamento.

4. Etichettatura e Datazione: Etichetta i contenitori con il tipo di cibo e la data di preparazione. Questo aiuta a tenere traccia di quanto tempo il cibo è stato conservato e a utilizzare per primi gli alimenti più vecchi.

5. Riscaldamento Sicuro: Quando riscaldi il cibo, assicurati di farlo in modo uniforme e sicuro. Evita di riscaldare più volte lo stesso cibo, poiché ciò può aumentare il rischio di sviluppo di batteri.

6. Congelamento: Per i pasti che non prevedi di mangiare entro pochi giorni, il congelamento è un'ottima opzione. I pasti congelati possono durare diversi mesi. Ricorda di lasciare spazio nel contenitore per l'espansione del cibo quando congela.

7. Variazione dei Pasti: Anche se cucini in grandi quantità, cerca di variare i tuoi pasti per evitare la noia alimentare. Questo può includere la preparazione di diverse salse o contorni cheto-compatibili per accompagnare la carne principale.

8. Preparazione di Snack Salutari: Avere a disposizione snack cheto-compatibili può aiutare a gestire la fame e i craving. Prepara in anticipo snack come bastoncini di carne secca, formaggio o uova sode.

9. Riciclo Creativo degli Avanzi: Sii creativo nel riutilizzare gli avanzi. Ad esempio, le carni avanzate possono essere trasformate in insalate di carne o aggiunte a zuppe fatte con brodo di ossa.

Implementando questi consigli nella routine quotidiana, puoi assicurarti di avere sempre a disposizione opzioni di pasto sane e in linea con la tua dieta cheto carnivora, semplificando il processo di alimentazione sana e riducendo lo stress legato alla preparazione dei pasti.

Nella dieta cheto carnivora, avere a disposizione idee per pasti veloci e snack è essenziale, soprattutto per coloro che hanno uno stile di vita frenetico o che non dispongono sempre del tempo necessario per cucinare. Questi suggerimenti sono pensati per fornire opzioni rapide, facili e nutrienti che si adattano perfettamente a questa dieta.

1. Pasti Veloci

Frittata Veloce: Le frittate sono rapide da preparare e possono essere riempite con vari tipi di carne, come prosciutto o pancetta, e se permesso dalla propria versione della dieta, con verdure a basso contenuto di carboidrati. Le uova forniscono una base ricca di proteine e grassi salutari.

Insalata di Carne: Usa avanzi di carne come pollo, manzo o salmone. Aggiungi qualche foglia di lattuga o spinaci, se consentiti, e un po' di olio d'oliva o maionese per un pasto veloce e nutriente.

Burger Senza Pane: Cucina rapidamente alcuni hamburger e servili senza pane, magari con un uovo fritto sopra e una fetta di formaggio, per un pasto sostanzioso e veloce.

Stuzzichini di Carne Secca: La carne secca, come il biltong o il jerky, è ottima per un pasto veloce, ricco di proteine. Assicurati che sia senza zuccheri aggiunti o ingredienti non conformi alla dieta cheto.

2. Snack

Uova Sode: Sono un'ottima opzione per uno snack portatile e ricco di nutrienti. Puoi cuocerle in anticipo e conservarle in frigorifero.

Formaggio: Pezzi di formaggio a grasso intero sono uno snack facile e soddisfacente. Varietà come cheddar, gouda o brie sono ricche di grassi e proteine e basse in carboidrati.

Olive: Le olive sono uno snack cheto-compatibile che può essere consumato in movimento. Sono ricche di grassi salutari e possono essere molto sazianti.

Bastoncini di Pesce o Pollo: Bastoncini di pesce o pollo cotti al forno o alla griglia possono essere un ottimo snack o un pasto veloce. Scegli versioni non impanate o usa alternative cheto-compatibili per l'impanatura.

Avocado: Sebbene non sia strettamente carnivoro, l'avocado è spesso incluso nelle diete cheto per il suo alto contenuto di grassi salutari. Può essere mangiato da solo con un pizzico di sale e pepe.

Questi suggerimenti per pasti veloci e snack sono pensati per essere facili da preparare, nutrienti e in linea con i principi della dieta cheto carnivora. Avere queste opzioni a portata di mano può aiutare a rimanere in pista con la dieta, anche nelle giornate più impegnative.

Adattare le ricette alle esigenze individuali è una componente fondamentale della dieta cheto carnivora, poiché permette di personalizzare il proprio piano alimentare in base alle preferenze personali, alle esigenze nutrizionali e agli obiettivi di salute. Questo aspetto è particolarmente importante in una dieta così specifica, dove la varietà e la soddisfazione personale sono cruciali per il successo a lungo termine.

Ecco alcune strategie per personalizzare le ricette:

Aggiustare i Macro-Nutrienti: Sebbene la dieta cheto carnivora si concentri su un alto apporto di grassi e un basso apporto di carboidrati, la proporzione esatta può variare a seconda delle esigenze individuali. Ad esempio, alcuni potrebbero aver bisogno di più proteine a causa dell'attività fisica intensa, mentre altri potrebbero preferire un maggior apporto di grassi per migliorare i chetosi.

Esperimenti con Diverse Fonti di Carne: Variare le fonti di carne può non solo prevenire la monotonia alimentare, ma anche assicurare un apporto equilibrato di nutrienti. Prova diversi tipi di carne, come manzo, maiale, pollo, tacchino, agnello, e pesce, e sperimenta con tagli diversi per trovare quelli che preferisci.

Includere Frattaglie: Le frattaglie sono ricche di nutrienti e possono essere un ottimo complemento alla dieta cheto carnivora. Se sei nuovo alle frattaglie, inizia con piccole quantità e sperimenta con diversi modi di cucinarle per trovare il gusto e la consistenza che preferisci.

Utilizzo di Erbe e Spezie: Anche se alcune diete cheto carnivore sono molto restrittive riguardo alle erbe e alle spezie, altri possono trovarle utili per aggiungere varietà e sapore ai piatti. Sperimenta con diverse erbe e spezie per trovare combinazioni che arricchiscono i tuoi pasti senza compromettere gli obiettivi della dieta.

Ascoltare il Proprio Corpo: Presta attenzione a come il tuo corpo reagisce a diversi alimenti. Alcune persone possono essere più sensibili a certi tipi di carne o grassi e potrebbero aver bisogno di aggiustare la loro dieta di conseguenza.

Adattamenti per Allergie o Intolleranze: Se hai allergie alimentari o intolleranze, è essenziale adattare le ricette per evitare tali alimenti. Questo potrebbe significare sostituire certi tipi di carne o eliminare determinati ingredienti.

Considerazioni Etiche e di Sostenibilità: Se hai preoccupazioni etiche o ambientali, potresti scegliere di consumare carne proveniente da allevamenti sostenibili o biologici. Questo può influenzare le scelte di carne e le pratiche di acquisto.

1. **Integrare Variazione e Creatività**

Esplorare Varie Tecniche di Cottura: Diversificare le tecniche di cottura può rendere i pasti più interessanti. Ad esempio, sperimentare con la cottura lenta, il brasato, il barbecue o il sous-vide può portare a scoperte culinarie sorprendenti e arricchire l'esperienza alimentare.

Temi Culinarie: Incorpora temi culinari ispirati a diverse cucine del mondo. Anche se la dieta cheto carnivora è limitata in termini di ingredienti, puoi usare spezie e tecniche di cottura ispirate alla cucina asiatica, mediterranea, latino-americana, tra le altre, per variare i sapori.

2. **Adattamenti per la Salute**

Gestione delle Condizioni di Salute Specifiche: Se hai condizioni mediche specifiche, come problemi alla tiroide, resistenza all'insulina o malattie autoimmuni, potresti aver bisogno di adattare ulteriormente la tua dieta. Collaborare con un professionista della salute può aiutare a fare aggiustamenti specifici basati sulle tue esigenze di salute.

Bilancio Nutrizionale: Mentre la dieta cheto carnivora è ricca di proteine e grassi, assicurati di bilanciare il tuo apporto di micronutrienti. Questo può significare includere organi come il fegato per aumentare l'assunzione di vitamine e minerali, o integrare, se necessario.

3. Considerazioni Pratiche

Budget e Accessibilità: Adatta le tue ricette e le tue scelte alimentari in base al tuo budget e alla disponibilità di ingredienti nella tua area. La dieta cheto carnivora può essere adattata per adattarsi a diversi budget, utilizzando tagli di carne più economici o acquistando all'ingrosso.

Stile di Vita e Tempo: Se hai uno stile di vita occupato, cerca ricette che possano essere preparate in anticipo o che richiedano poco tempo attivo. I pasti a cottura lenta o quelli che possono essere cucinati in grandi lotti e congelati sono opzioni ideali.

4. Sperimentazione e Personalizzazione

Ascolta le Tue Preferenze: Presta attenzione ai tuoi gusti e preferenze personali. Se ci sono certi tipi di carne o modi di cucinarli che preferisci, incorporali più frequentemente nel tuo piano alimentare.

Risposta Corporea: Osserva come il tuo corpo risponde a diversi tipi di cibi e aggiusta di conseguenza. Alcune persone possono sentirsi meglio con un maggiore apporto di grassi, mentre altre potrebbero preferire più proteine.

Adattare le ricette alle proprie esigenze personali non solo garantisce che la dieta sia più piacevole e meno restrittiva, ma aiuta anche a garantire che si mantenga un regime alimentare equilibrato e nutriente. L'obiettivo è trovare un equilibrio che soddisfi le esigenze del tuo corpo e del tuo stile di vita, rendendo la dieta cheto carnivora una scelta sostenibile e gratificante a lungo termine.

10. Miti e Verità

Il capitolo "Miti e Verità" del libro "Dieta Cheto Carnivora per Principianti" è dedicato a sfatare i malintesi comuni e a fornire informazioni accurate su questa specifica dieta. Data la natura unica e spesso controversa del regime cheto carnivoro, è fondamentale distinguere tra fatti basati su ricerche e mere congetture. Questo capitolo esplora le affermazioni più comuni, offrendo chiarezza e comprensione basata su evidenze scientifiche e studi clinici.

Mito: La Dieta Cheto Carnivora è Dannosa per il Cuore

Verità: Nonostante il consumo elevato di grassi saturi, diverse ricerche suggeriscono che una dieta cheto può migliorare i profili lipidici, aumentando il colesterolo HDL (buono) e riducendo i trigliceridi. Tuttavia, è essenziale monitorare i parametri cardiaci e consultare un professionista della salute, soprattutto se esistono preoccupazioni preesistenti sulla salute del cuore.

Mito: Questa Dieta Provoca Carenze Nutrizionali

Verità: Sebbene la dieta cheto carnivora limiti la varietà di cibi consumati, può fornire molti nutrienti essenziali tramite la carne, soprattutto se include una varietà di tagli e frattaglie. Tuttavia, può essere necessario monitorare e, in alcuni casi, integrare specifici nutrienti per garantire un'alimentazione equilibrata.

Mito: La Dieta è Monotona e Noiosa

Verità: Mentre la dieta cheto carnivora è indubbiamente meno varia rispetto ad altre diete, la creatività nella cucina e la varietà dei tagli di carne e delle tecniche di cottura possono offrire un'esperienza culinaria soddisfacente e diversificata. Sperimentare con spezie diverse, marinature e metodi di cottura può infondere varietà e piacere nei pasti.

Mito: È Impossibile Mantenere a Lungo Termine

Verità: Mentre alcune persone trovano difficile aderire a una dieta così restrittiva, altri scoprono che diventa più facile nel tempo, soprattutto quando iniziano a vedere i benefici per la salute e il benessere. Il successo a lungo termine dipende dall'adattabilità individuale, dalla pianificazione dei pasti e dalla capacità di ascoltare e rispondere ai segnali del proprio corpo.

Mito: La Dieta Cheto Carnivora è Adatta a Tutti

Verità: Come per qualsiasi regime dietetico, la dieta cheto carnivora non è adatta a tutti. Fattori come condizioni di salute preesistenti, esigenze nutrizionali individuali e preferenze personali possono influenzare l'idoneità di questa dieta. È sempre consigliabile consultare un professionista della salute prima di iniziare qualsiasi cambiamento significativo nella dieta.

Questo capitolo mira a fornire una guida chiara e basata su fatti, consentendo ai lettori di fare scelte informate sulla loro salute e nutrizione. Comprendere la differenza tra miti e verità è cruciale per approcciare la dieta cheto carnivora con un atteggiamento equilibrato e ben informato.

Nel capitolo "Confronto tra fatti scientifici e miti comuni" del libro "Dieta Cheto Carnivora per Principianti", si affronta il compito importante di separare la realtà dalla finzione. Data la popolarità e le discussioni frequenti sulla dieta cheto carnivora, è essenziale chiarire quali aspetti sono supportati da ricerche scientifiche e quali sono basati su supposizioni o informazioni obsolete. Questo confronto aiuta i lettori a formare un'opinione informata e basata su fatti concreti.

1. **Mito: La Dieta Cheto Carnivora è Estremamente Dannosa per la Salute a Lungo Termine**

Fatti Scientifici: Non esistono studi a lungo termine che dimostrino che la dieta cheto carnivora sia intrinsecamente dannosa. In realtà, alcune ricerche indicano benefici come miglioramento della sensibilità all'insulina, riduzione dell'infiammazione e perdita di peso. Tuttavia, è vero che gli effetti a lungo termine di questa dieta sono ancora oggetto di studio e possono variare da persona a persona.

2. **Mito: La Dieta Aumenta il Rischio di Malattie Cardiache a Causa dell'Alto Consumo di Grassi Saturi**

Fatti Scientifici: Studi recenti hanno iniziato a sfidare l'idea che i grassi saturi siano direttamente collegati alle malattie cardiache. Alcuni studi hanno mostrato che nelle diete cheto, nonostante l'alto consumo di grassi saturi, molti individui hanno sperimentato miglioramenti nei profili lipidici, come l'aumento del colesterolo HDL e la riduzione dei trigliceridi. Tuttavia, è importante considerare il quadro complessivo della salute cardiovascolare e consultare un medico per monitorare costantemente questi parametri.

3. **Mito: Seguire una Dieta Cheto Carnivora Porta a Gravi Carenze Nutrizionali**

Fatti Scientifici: Sebbene la dieta cheto carnivora limiti la varietà di alimenti, molte carni e frattaglie sono ricche di nutrienti essenziali come vitamine del gruppo B, ferro, magnesio e potassio. Tuttavia, è vero che senza un'attenta pianificazione, la dieta può portare a carenze di alcuni nutrienti tipicamente trovati in alimenti non consentiti, come certe vitamine, minerali e fibre. Una strategia equilibrata può includere l'uso di integratori o la scelta di includere alcune fonti di nutrienti consentite nella dieta.

4.   Mito: La Dieta Cheto Carnivora non è Sostenibile né Pratica

Fatti Scientifici: La sostenibilità di qualsiasi dieta varia in base all'individuo. Per alcuni, la dieta cheto carnivora può essere molto sostenibile e praticabile, grazie alla riduzione dell'appetito e alla maggiore sazietà fornita dai grassi e dalle proteine. Per altri, la limitazione degli alimenti può risultare difficile da mantenere a lungo termine. La chiave sta nella personalizzazione della dieta in base alle esigenze e preferenze personali.

5.   Mito: La Dieta Cheto Carnivora Provoca Inevitabilmente Problemi Renali

Fatti Scientifici: Uno dei miti più diffusi è che un alto consumo di proteine possa danneggiare i reni. Tuttavia, le ricerche mostrano che nei soggetti sani, un aumento dell'assunzione di proteine non ha effetti negativi significativi sulla funzione renale. È importante sottolineare che persone con preesistenti problemi renali dovrebbero consultare un medico prima di adottare una dieta ricca di proteine.

6.   Mito: La Dieta è Monotona e Deprimente

Fatti Scientifici: La varietà in una dieta cheto carnivora dipende in larga misura dall'approccio e dalla creatività dell'individuo. Con l'esplorazione di diverse tecniche di cottura, tagli di carne e condimenti consentiti, è possibile creare un'ampia gamma di pasti gustosi e soddisfacenti. Molti seguaci della dieta trovano gioia e soddisfazione nel sperimentare e scoprire nuovi modi per gustare i loro piatti preferiti.

7. **Mito: La Dieta Cheto Carnivora Non È Adatta per l'Attività Fisica Intensa**

Fatti Scientifici: Sebbene l'adattamento iniziale a una dieta a basso contenuto di carboidrati possa portare a una riduzione temporanea delle prestazioni fisiche, molte persone sperimentano un aumento della resistenza e delle prestazioni una volta che il loro corpo si adatta ai chetosi. Inoltre, l'assenza di picchi e cali di zucchero nel sangue può portare a livelli di energia più stabili, beneficiando l'attività fisica.

8. **Mito: La Dieta è Una "Soluzione Rapida" per la Perdita di Peso**

Fatti Scientifici: Anche se la dieta cheto carnivora può portare a una rapida perdita di peso iniziale, principalmente a causa della perdita di acqua e della riduzione del glicogeno, è importante riconoscere che la perdita di peso sostenibile richiede tempo e un approccio a lungo termine. La dieta dovrebbe essere vista come parte di uno stile di vita più ampio, con un focus sulla salute complessiva e sul benessere, piuttosto che come una soluzione rapida.

9. **Mito: La Dieta È Sempre La Migliore Scelta per Tutti**

Fatti Scientifici: Non esiste una soluzione dietetica unica che sia ideale per tutti. La dieta cheto carnivora può essere molto efficace per alcune persone, specialmente quelle che lottano con la resistenza all'insulina, obesità o infiammazione cronica. Tuttavia, è fondamentale che ciascuno consideri le proprie esigenze individuali di salute, preferenze e stile di vita quando sceglie un regime alimentare.

Questo approfondimento mira a sfatare i miti comuni e a fornire una comprensione più chiara e sfaccettata della dieta cheto carnivora. Riconoscendo che la ricerca scientifica è in continua evoluzione e che le esigenze individuali variano notevolmente, è possibile adottare un approccio più informato e personalizzato a questa dieta, massimizzando i potenziali benefici mentre si rimane consapevoli dei possibili rischi.

L'analisi critica delle preoccupazioni sulla salute è un aspetto fondamentale nel valutare la dieta cheto carnivora. Il capitolo "Analisi critica delle preoccupazioni sulla salute" esamina in modo approfondito le questioni di salute spesso citate in relazione a questa dieta, utilizzando ricerche scientifiche e studi clinici per fornire una valutazione equilibrata dei potenziali rischi e benefici.

Preoccupazione: Impatto sulla Salute del Cuore

Uno dei principali timori riguarda l'effetto della dieta cheto carnivora sulla salute cardiaca, data l'alta assunzione di grassi saturi e colesterolo. Studi recenti hanno però iniziato a sfidare la visione tradizionale che collega direttamente i grassi saturi alle malattie cardiache. Molte ricerche suggeriscono che la qualità dei grassi e il contesto generale della dieta siano più importanti. Tuttavia, è cruciale considerare fattori individuali come la predisposizione genetica e lo stato di salute esistente. La consultazione con un medico per monitorare regolarmente i parametri cardiaci è consigliata.

Preoccupazione: Rischi di Carenze Nutrizionali

La dieta cheto carnivora esclude gruppi alimentari come frutta, verdura e cereali, suscitando preoccupazioni su possibili carenze nutrizionali. Sebbene le carni e le frattaglie siano ricche di molti nutrienti essenziali, l'assenza di alcuni alimenti può portare alla mancanza di specifiche vitamine e minerali. Una pianificazione attenta del pasto e, in alcuni casi, l'integrazione possono essere necessarie per garantire un apporto equilibrato di tutti i nutrienti essenziali.

Preoccupazione: Effetti sulla Salute dell'Intestino

La limitata assunzione di fibre nella dieta cheto carnivora solleva questioni sulla salute intestinale e sulla funzione digestiva. Le fibre sono importanti per la regolarità intestinale e la salute del microbioma. Gli sostenitori della dieta sostengono che una ridotta assunzione di carboidrati può ridurre l'infiammazione intestinale e migliorare i disturbi digestivi. È importante monitorare la propria salute digestiva e considerare integratori di fibre se necessario.

Preoccupazione: Sostenibilità a Lungo Termine e Effetti Metabolici

Alcuni criticano la dieta cheto carnivora per la sua apparente mancanza di sostenibilità a lungo termine e per i potenziali effetti negativi sul metabolismo, come la possibile riduzione della tolleranza ai carboidrati. Mentre alcuni individui riescono a mantenere questa dieta a lungo termine con successo, altri possono trovare difficile aderire a un regime così restrittivo indefinitamente. È importante valutare gli impatti a lungo termine della dieta sul proprio metabolismo e salute generale.

Preoccupazione: Rischi per Specifiche Popolazioni

La dieta cheto carnivora potrebbe non essere adatta per tutti, in particolare per le persone con certe condizioni di salute (come problemi renali), donne incinte o in allattamento, o bambini. In questi casi, le esigenze nutrizionali possono essere diverse e più complesse, richiedendo un approccio più bilanciato e meno restrittivo.

Preoccupazione: Potenziali Effetti sulla Salute Mentale e sull'Umore

La dieta può avere un impatto significativo sul benessere mentale e sull'umore. Alcuni sostengono che la dieta cheto carnivora, con la sua riduzione drastica dei carboidrati, possa influenzare negativamente l'umore e la salute mentale, data la correlazione tra carboidrati e produzione di serotonina. Tuttavia, altri riferiscono miglioramenti nel loro stato di salute mentale, attribuendo una maggiore stabilità dell'umore e chiarezza mentale ai chetosi. È importante monitorare i cambiamenti nell'umore e nella funzione cognitiva e consultare un professionista della salute se si verificano problemi.

Preoccupazione: Impatto sui Livelli di Energia e Affaticamento

Nei primi stadi della dieta, è comune sperimentare un calo dei livelli di energia e un aumento dell'affaticamento, noto come "keto flu". Mentre la maggior parte delle persone supera questa fase iniziale con un adeguato apporto di elettroliti e un periodo di adattamento, alcuni

potrebbero continuare a sperimentare affaticamento a lungo termine.
È essenziale adattare la dieta per garantire che sia energizzante e
sostenibile, potenzialmente aggiustando l'apporto di grassi e proteine.

Preoccupazione: Rischi di Osteoporosi e Salute delle Ossa

La dieta cheto carnivora, se non ben pianificata, potrebbe portare a
una minore assunzione di calcio, noto per il suo ruolo nella salute delle
ossa. Sebbene la carne e le frattaglie offrano alcuni minerali cruciali
per la salute delle ossa, una dieta esclusivamente carnivora potrebbe
non fornire sufficiente calcio per alcune persone. È consigliato un
monitoraggio regolare della salute delle ossa, specialmente per le
donne in post-menopausa e gli anziani, che sono a maggiore rischio di
osteoporosi.

Preoccupazione: Rischi di Chetosi Eccessiva o Chetoacidosi

Sebbene i chetosi siano generalmente uno stato sicuro e desiderato
nella dieta cheto, esiste il rischio di chetoacidosi, una condizione seria
che si verifica quando i corpi chetonici nel sangue diventano troppo
elevati. Questo è raro nelle persone con pancreas funzionante, ma può
essere un rischio per i diabetici di tipo 1 e in situazioni di digiuno
prolungato o malattia grave. È essenziale comprendere la differenza
tra chetosi sana e chetoacidosi e cercare assistenza medica immediata
se si sospettano sintomi di chetoacidosi.

Preoccupazione: Impatto sulla Salute a Lungo Termine

Infine, la preoccupazione più significativa per molti è l'impatto a lungo
termine di una dieta così restrittiva. Mentre alcuni studi indicano
benefici a breve termine, la ricerca a lungo termine è limitata. Per
coloro che scelgono di seguire la dieta cheto carnivora per periodi
prolungati, è fondamentale un monitoraggio regolare della salute,
includendo esami del sangue e consultazioni mediche, per assicurare
che la dieta non abbia effetti avversi a lungo termine.

Pur essendo la dieta cheto carnivora una scelta efficace per molti, è
cruciale avvicinarsi ad essa con una mentalità informata e cauta. Le
preoccupazioni per la salute devono essere attentamente valutate e
gestite attraverso un monitoraggio continuo, aggiustamenti

personalizzati della dieta e, quando necessario, la consultazione di professionisti della salute. Questo approccio consente di massimizzare i benefici della dieta minimizzando potenziali rischi.

Nella discussione sulla varietà e il bilanciamento nutrizionale nel contesto della dieta cheto carnivora, è importante considerare come questa dieta, pur essendo limitata nella diversità degli alimenti, può comunque fornire un equilibrio nutrizionale adeguato. Questa sezione del libro esplora come si può ottenere una gamma completa di nutrienti essenziali pur aderendo ai principi della dieta cheto carnivora.

La dieta cheto carnivora si concentra principalmente su carne, pesce, uova e talvolta prodotti lattiero-caseari, escludendo o limitando notevolmente i carboidrati, inclusi frutta, verdura e cereali. Questo approccio alimentare solleva questioni sulla varietà e il bilanciamento nutrizionale, particolarmente in termini di assunzione di vitamine, minerali e fibre.

Nutrienti Forniti dalla Carne e dalle Frattaglie

Carne e frattaglie sono ricche di molti nutrienti essenziali. Ad esempio, forniscono proteine di alta qualità, grassi essenziali, vitamine del gruppo B (in particolare B12), ferro, zinco e selenio. Le frattaglie, come il fegato, sono particolarmente nutrienti, offrendo anche vitamina A, vitamina D e una gamma di minerali in quantità elevate. Questa composizione rende la carne e le frattaglie alimenti chiave per garantire un'adeguata assunzione di molti nutrienti essenziali nella dieta cheto carnivora.

Considerazioni sul Bilanciamento Nutrizionale

Nonostante le carni e le frattaglie siano nutrizionalmente dense, esistono preoccupazioni per la mancanza di altri nutrienti tipicamente forniti da frutta, verdura e cereali integrali. Ad esempio, la fibra, che è importante per la salute intestinale, è assente nella carne. Alcuni seguaci della dieta cheto carnivora includono piccole quantità di verdure a basso contenuto di carboidrati per integrare la fibra. Inoltre, nutrienti come il calcio, tipicamente presente nei latticini e in alcune verdure, devono essere considerati attentamente, specialmente per coloro che limitano o evitano i prodotti lattiero-caseari.

Variazione all'Interno della Dieta

Per mantenere un bilanciamento nutrizionale, è importante variare i tipi di carne e frattaglie consumate. Questo non solo aiuta a garantire un ampio spettro di nutrienti, ma contribuisce anche a prevenire la monotonia dietetica. Sperimentare con diversi tagli di carne, varietà di pesce e diversi tipi di frattaglie può aiutare a mantenere la dieta sia interessante che nutrizionalmente completa.

Integrazione e Monitoraggio

In alcuni casi, potrebbe essere necessario integrare la dieta con specifici nutrienti. Integratori come vitamina D, acidi grassi omega-3 e, in alcuni casi, fibre possono essere considerati per colmare eventuali lacune nutrizionali. È fondamentale monitorare periodicamente lo stato nutrizionale attraverso esami del sangue e consultazioni mediche, per garantire che non ci siano carenze nutrizionali o squilibri.

Strategie per Ottimizzare il Bilanciamento Nutrizionale

1. Diversificazione delle Fonti Proteiche: È importante variare le fonti proteiche per ottenere un ampio spettro di aminoacidi e nutrienti. Oltre a manzo, maiale e pollo, includere pesce, specialmente varietà grasse come il salmone, per l'omega-3, e frattaglie regolarmente per il loro alto contenuto di vitamine e minerali.

2. Incorporazione di Frattaglie: Le frattaglie, sebbene possano non essere popolari, sono incredibilmente nutrienti. Il fegato, ad esempio, è una delle fonti più ricche di vitamina A e ferro. Incorporare frattaglie una o due volte a settimana può migliorare notevolmente il profilo nutritivo della dieta.

3. Gestione delle Riserve di Grassi: Nella dieta cheto carnivora, i grassi sono la principale fonte di energia. Utilizzare una varietà di grassi, come quelli derivanti da diversi tipi di carne e fonti come il burro o il ghee, può aiutare a garantire un apporto adeguato di acidi grassi essenziali.

4. Considerazioni sul Calcio e Altri Minerali: Se i latticini sono limitati o esclusi, si potrebbe considerare il consumo di ossa commestibili, come quelle presenti nel salmone in scatola o in

brodi ricchi di ossa, per assicurare un'adeguata assunzione di calcio.

Adattamenti per Esigenze Specifiche

1. Sportivi e Attivi Fisicamente: Per coloro che sono molto attivi fisicamente, potrebbe essere necessario aggiustare l'apporto proteico e calorico per supportare la riparazione e la crescita muscolare, nonché per fornire energia sufficiente per le attività.

2. Adattamenti per Donne e Anziani: Per le donne, specialmente durante la gravidanza, l'allattamento o in post-menopausa, e per gli anziani, potrebbero essere necessari aggiustamenti specifici per soddisfare le esigenze nutrizionali, come una maggiore attenzione al calcio, ferro e vitamina D.

Monitoraggio e Regolazione Continua

1. Monitoraggio della Salute: È essenziale monitorare regolarmente la salute attraverso esami del sangue e consultazioni mediche per valutare l'effetto della dieta sul corpo e aggiustare la dieta di conseguenza.

2. Ascolto del Corpo: Essere attenti a come si sente il proprio corpo e a eventuali segnali di carenze o squilibri nutrizionali è fondamentale. Sintomi come stanchezza, debolezza, problemi di pelle o di capelli possono indicare la necessità di aggiustare l'approccio dietetico.

La varietà e il bilanciamento nutrizionale nella dieta cheto carnivora possono essere gestiti attraverso una pianificazione attenta e considerata dei pasti, una diversificazione delle fonti di cibo e l'ascolto attento dei segnali del corpo. Mantenere una dieta sia nutrizionalmente completa che in linea con i principi cheto carnivori richiede un approccio attento e, in alcuni casi, creativo, assicurando che le esigenze individuali siano soddisfatte in modo sano e sostenibile.

Nel capitolo "Risposte alle Domande Frequenti" della "Dieta Cheto Carnivora per Principianti", affrontiamo le domande più comuni poste da coloro che sono nuovi a questa dieta o che stanno considerando di adottarla. Questa sezione fornisce risposte chiare e basate su evidenze per aiutare i lettori a comprendere meglio cosa comporta la dieta e come può essere implementata nella vita quotidiana.

Domanda: Posso Seguire la Dieta Cheto Carnivora Senza Mangiare Frattaglie?

Risposta: Sì, è possibile seguire una dieta cheto carnivora senza includere frattaglie, anche se le frattaglie sono una fonte concentrata di nutrienti. Se si sceglie di non mangiarle, è importante assicurarsi di ottenere una varietà di nutrienti da altre fonti di carne e, se necessario, considerare l'integrazione per colmare eventuali lacune nutrizionali.

Domanda: Come Posso Evitare la Monotonia nella Dieta?

Risposta: Per evitare la monotonia, esplora una varietà di tagli di carne e tecniche di cottura. Sperimenta con spezie e condimenti cheto-compatibili per aggiungere varietà ai tuoi piatti. Inoltre, variare tra carne rossa, pollame, pesce e frutti di mare può aiutare a mantenere la dieta interessante e diversificata.

Domanda: È Normale Sentirsi Stanco All'Inizio della Dieta?

Risposta: Sì, è comune sperimentare un certo grado di affaticamento nelle prime fasi della dieta, noto come "keto flu". Questo avviene quando il corpo si adatta a bruciare grassi invece di carboidrati per energia. Questa condizione è di solito temporanea, e la maggior parte delle persone trova che i livelli di energia si stabilizzano dopo un periodo di adattamento.

Domanda: Come Posso Assicurarmi di Ottenere Tutti i Nutrienti Necessari?

Risposta: Per garantire un'adeguata assunzione di nutrienti, includi una varietà di carni e pesce nella tua dieta. Considera l'uso di integratori per nutrienti specifici che potrebbero mancare, come la vitamina D o certi acidi grassi omega-3. Inoltre, esegui controlli regolari e analisi del sangue per monitorare i livelli di nutrienti e salute generale.

Domanda: Questa Dieta È Adatta per la Perdita di Peso a Lungo Termine?

Risposta: Molti trovano successo nella perdita di peso a lungo termine con la dieta cheto carnivora, grazie alla riduzione dell'appetito e alla stabilizzazione dei livelli di zucchero nel sangue. Tuttavia, la sostenibilità a lungo termine dipende dall'individuo e dalla sua capacità di mantenere un regime alimentare ristretto nel tempo.

Domanda: La Dieta Cheto Carnivora È Sicura per Tutti?

Risposta: Mentre la dieta cheto carnivora può essere sicura ed efficace per molte persone, non è adatta a tutti. Coloro con determinate condizioni mediche, donne incinte o in allattamento e bambini dovrebbero consultare un professionista della salute prima di iniziare questa dieta. È importante valutare individualmente le esigenze di salute e nutrizionali.

Domanda: Quanto Tempo Dovrei Rimane nella Fase di Chetosi?

Risposta: La durata della fase di chetosi varia da persona a persona. Alcuni scelgono di aderire a un approccio cheto carnivoro a lungo termine, mentre altri lo usano per periodi più brevi per raggiungere specifici obiettivi di salute o di peso. È importante ascoltare il proprio corpo e, se necessario, consultare un professionista della salute per determinare la durata ottimale per te.

Domanda: Come Posso Gestire le Situazioni Sociali e i Pasti Fuori Casa?

Risposta: Mangiare fuori o partecipare a eventi sociali può essere una sfida. Una strategia è pianificare in anticipo, scegliendo ristoranti che offrono opzioni compatibili con la dieta cheto carnivora o comunicando le proprie esigenze dietetiche agli ospiti. Inoltre, concentrarsi su carni semplici e evitare cibi con salse o marinature sconosciute può aiutare a rimanere in linea con la dieta.

Domanda: È Necessario Contare Calorie o Macro-Nutrienti?

Risposta: Alcuni seguaci della dieta cheto carnivora trovano utile monitorare l'assunzione di macro-nutrienti, soprattutto all'inizio, per assicurarsi di rimanere in uno stato di chetosi. Tuttavia, altri preferiscono un approccio più intuitivo, basato sulla fame e sulla sazietà. L'approccio dipende dalle preferenze personali, dagli obiettivi e dal modo in cui il tuo corpo reagisce alla dieta.

Domanda: Cosa Fare in Caso di Effetti Collaterali Come la Keto Flu?

Risposta: La keto flu è comune durante la fase iniziale di adattamento alla dieta. Per mitigare i sintomi, assicurati di idratarti adeguatamente e di assumere elettroliti sufficienti. Se i sintomi persistono o sono gravi, è importante ridurre l'intensità della dieta o consultare un medico.

Domanda: Questa Dieta È Adatta per Gli Atleti o Coloro Che Si Allenano Intensamente?

Risposta: Gli atleti possono seguire con successo una dieta cheto carnivora, ma potrebbero aver bisogno di un periodo di adattamento mentre il loro corpo si abitua a bruciare grassi invece di carboidrati per l'energia. Alcuni atleti usano una versione ciclica del cheto, incorporando carboidrati attorno agli allenamenti per prestazioni ottimali.

Domanda: Posso Includere Qualche Carboidrato nella Dieta Cheto Carnivora?

Risposta: Pur essendo una dieta principalmente priva di carboidrati, alcuni seguaci scelgono di includere piccole quantità di verdure a basso contenuto di carboidrati o altri alimenti cheto-compatibili per aumentare la varietà nutrizionale e soddisfare le preferenze personali. Questo dovrebbe essere fatto tenendo conto della propria capacità di rimanere in chetosi.

Queste FAQ offrono una panoramica di alcune delle domande più comuni e delle preoccupazioni riguardo alla dieta cheto carnivora, dando ai lettori le informazioni necessarie per prendere decisioni informate e personalizzate riguardo al loro percorso dietetico e di salute.

Nel contesto della dieta cheto carnivora, trovare informazioni affidabili e risorse scientifiche è vitale per comprendere correttamente i principi della dieta, i suoi benefici potenziali e i rischi associati. Nella sezione "Dove trovare informazioni affidabili e risorse scientifiche" del capitolo 10, guidiamo i lettori verso fonti credibili, sottolineando l'importanza di basare le proprie conoscenze e decisioni su dati scientifici solidi e consigli di esperti qualificati.

1.   Riviste Scientifiche e Studi Clinici

La ricerca pubblicata in riviste scientifiche peer-reviewed è una delle migliori fonti per informazioni accurate e aggiornate. Studi clinici e articoli di ricerca su diete a basso contenuto di carboidrati e cheto possono essere trovati in banche dati come PubMed, Google Scholar e JSTOR. Questi studi forniscono dati basati su evidenze e analisi approfondite su vari aspetti della dieta cheto carnivora.

2.   Organizzazioni e Società Professionali

Organizzazioni professionali come l'American Nutrition Association, la British Nutrition Foundation, e altre società di nutrizione e dietetica offrono risorse basate su ricerche e linee guida aggiornate. Spesso pubblicano guide, articoli e materiali didattici che possono essere utili sia per i professionisti che per il pubblico generale.

3.   Libri e Pubblicazioni Accreditate

Molti libri scritti da nutrizionisti, medici e ricercatori offrono approfondimenti sull'approccio cheto carnivoro e sulle diete a basso contenuto di carboidrati. È importante selezionare libri che citano studi scientifici e che sono scritti da autori riconosciuti nel campo della nutrizione e della medicina.

4.   Siti Web e Blog Specializzati

Esistono numerosi siti web e blog dedicati alla dieta cheto e carnivora. Mentre alcuni di questi sono eccellenti risorse, è fondamentale valutarne la credibilità. Verifica sempre che le informazioni siano basate su ricerche scientifiche e che gli autori abbiano le competenze adeguate.

5. Podcast e Interviste

I podcast che ospitano esperti del settore, come nutrizionisti, medici e ricercatori, possono essere una risorsa preziosa per apprendere direttamente dagli specialisti. Ascolta interviste e discussioni per ottenere una varietà di prospettive e aggiornamenti sulla ricerca corrente.

6. Forum e Comunità Online

I forum e le comunità online possono offrire supporto, esperienze personali e consigli pratici. Tuttavia, è importante ricordare che le esperienze individuali possono variare e non sostituiscono il consiglio di professionisti qualificati.

7. Consultare Professionisti della Salute

Infine, per informazioni specifiche sul proprio stato di salute e su come la dieta cheto carnivora potrebbe influenzarlo, è essenziale consultare professionisti della salute come medici, dietisti o nutrizionisti. Possono offrire consigli personalizzati e basati su una solida conoscenza medica.

Attingere da una varietà di fonti affidabili e credibili è essenziale per costruire una comprensione solida e sfaccettata della dieta cheto carnivora. Combinando l'apprendimento autonomo con il consiglio di esperti, i lettori possono navigare in questo regime alimentare con maggiore fiducia e conoscenza.

11. Fitness e Dieta Carnivora

Il capitolo "Fitness e Dieta Carnivora" del libro "Dieta Cheto Carnivora per Principianti" si dedica a esplorare come questa specifica dieta si integri con un regime di fitness attivo. Data la natura unica della dieta cheto carnivora, che si focalizza sull'alto consumo di proteine e grassi con un quasi totale esclusione dei carboidrati, sorgono domande significative su come essa influenzi la performance fisica, la resistenza e la ricomposizione corporea.

Questo capitolo inizia analizzando come il corpo si adatta a bruciare grassi piuttosto che carboidrati per energia - un cambiamento che può avere implicazioni sostanziali per l'allenamento e il recupero. Esamina i vantaggi di un metabolismo adattato ai grassi, tra cui una maggiore stabilità dei livelli di energia e potenzialmente una riduzione nella necessità di reintegrare i carboidrati durante l'esercizio fisico prolungato.

Si discute anche dell'importanza di un adeguato apporto proteico per la crescita e il mantenimento della massa muscolare. Dato il contenuto proteico elevato della dieta cheto carnivora, questa può essere particolarmente vantaggiosa per chi cerca di aumentare la forza e la massa muscolare, a condizione che l'allenamento sia adeguato e che ci sia sufficiente recupero.

Inoltre, il capitolo tratta della necessità di adattare gli allenamenti durante la fase iniziale di transizione alla dieta. Mentre il corpo si adatta ai chetosi, alcuni possono sperimentare una temporanea diminuzione delle prestazioni, specialmente in esercizi ad alta intensità. Viene quindi discusso come gestire questo periodo di transizione e come aggiustare i regimi di allenamento per massimizzare la performance fisica e la salute.

Si affronta inoltre la questione dell'idratazione e dell'equilibrio elettrolitico, che può essere particolarmente critica in una dieta cheto carnivora, soprattutto in combinazione con l'esercizio fisico. Vengono forniti consigli su come mantenere un'adeguata idratazione e assicurarsi che i livelli di elettroliti rimangano bilanciati per prevenire problemi come crampi muscolari o affaticamento.

Infine, il capitolo esplora strategie per integrare la dieta cheto carnivora con specifici tipi di allenamento, come la forza, l'allenamento ad intervalli ad alta intensità (HIIT) o l'esercizio di resistenza. Si sottolinea l'importanza di ascoltare il proprio corpo e di adattare l'approccio alimentare e di allenamento alle risposte individuali, per ottenere i migliori risultati in termini di fitness e salute generale.

In conclusione, il capitolo "Fitness e Dieta Carnivora" fornisce una guida essenziale su come ottimizzare l'allenamento e la performance fisica mentre si segue una dieta cheto carnivora, assicurando che i lettori possano perseguire i loro obiettivi di fitness in modo informato e sano.

Integrare l'attività fisica con la dieta cheto carnivora è una componente cruciale per chi cerca di massimizzare i benefici di salute e fitness di questo stile alimentare. Nell'approfondire questa tematica, il capitolo esamina come la combinazione di un regime di esercizio fisico adeguato con la dieta cheto carnivora può potenziare non solo la perdita di peso e la tonificazione muscolare, ma anche migliorare il benessere generale.

Adattamento Metabolico e Esercizio Fisico

La dieta cheto carnivora induce il corpo in uno stato di chetosi, dove grassi anziché carboidrati diventano la principale fonte di energia. Questo cambiamento metabolico ha implicazioni significative per l'esercizio fisico. Inizialmente, durante la transizione ai chetosi, molti sperimentano una diminuzione temporanea delle prestazioni fisiche, specialmente nelle attività ad alta intensità. Tuttavia, una volta completata la transizione, molte persone riferiscono un aumento dell'energia e una maggiore resistenza, particolarmente utile in esercizi di lunga durata.

1. **Tipi di Esercizi Consigliati**

Allenamento della Forza: La dieta cheto carnivora è ricca di proteine, elemento fondamentale per la riparazione e la crescita muscolare. L'allenamento della forza, come sollevamento pesi o esercizi a corpo libero, è ideale per costruire e mantenere la massa muscolare in questa dieta.

Esercizi di Resistenza: Attività come corsa, nuoto o ciclismo possono beneficiare dell'aumentata capacità del corpo di utilizzare i grassi come fonte di energia, potenzialmente migliorando l'endurance e riducendo la dipendenza da carboidrati durante l'esercizio.

HIIT e Allenamenti ad Alta Intensità: Mentre l'adattamento iniziale può richiedere un aggiustamento dell'intensità, molti riescono a incorporare con successo allenamenti ad alta intensità nella loro routine, una volta adattati alla dieta cheto carnivora.

2. Gestione di Energia e Recupero

Una considerazione importante nell'integrare l'esercizio fisico con la dieta cheto carnivora è la gestione dell'energia e del recupero. È essenziale ascoltare il proprio corpo e garantire un adeguato riposo e recupero, specialmente nelle prime fasi della dieta. Assicurarsi di consumare abbastanza calorie e grassi per sostenere l'attività fisica è cruciale per mantenere l'energia e facilitare il recupero muscolare.

La dieta cheto carnivora può alterare il bilancio dei fluidi e degli elettroliti nel corpo, rendendo l'idratazione e l'equilibrio elettrolitico ancora più importanti, specialmente in combinazione con l'esercizio fisico. È importante assicurarsi di bere abbastanza acqua e, se necessario, integrare con elettroliti come sodio, potassio e magnesio per prevenire crampi, affaticamento e altri problemi correlati.

3. Personalizzazione dell'Allenamento in Base agli Obiettivi Individuali

Per la Perdita di Peso: Per coloro che mirano principalmente alla perdita di peso, un mix di allenamento cardio a bassa intensità e allenamento della forza può essere efficace. L'esercizio cardio a bassa intensità, come camminare o andare in bicicletta, può essere particolarmente adatto in quanto utilizza i grassi come principale fonte di energia, che è abbondante nella dieta cheto carnivora.

Per la Costruzione Muscolare: Se l'obiettivo è aumentare la massa muscolare, l'accento dovrebbe essere posto sull'allenamento della forza. Gli esercizi di resistenza, come sollevamento pesi, possono essere combinati con un adeguato apporto proteico per supportare la crescita e il recupero muscolare.

Per la Resistenza e l'Energia: Coloro che si concentrano su resistenza e livelli energetici possono beneficiare di un mix di allenamenti cardio ad alta intensità e di lunga durata. Con il tempo, il corpo diventa più efficiente nell'utilizzare i grassi come fonte di energia, che può migliorare notevolmente la resistenza.

4. **Monitoraggio e Aggiustamento dell'Intensità dell'Allenamento**

Durante la fase iniziale di adattamento alla dieta cheto carnivora, può essere necessario ridurre l'intensità dell'esercizio fisico. Man mano che il corpo si adatta ai chetosi, si può gradualmente aumentare l'intensità e la durata dell'esercizio. È importante ascoltare il proprio corpo e aggiustare l'allenamento in base a come ci si sente durante e dopo l'attività fisica.

5. **Nutrizione Pre e Post Allenamento**

Pre-Allenamento: Nella dieta cheto carnivora, i pasti pre-allenamento dovrebbero concentrarsi su grassi e proteine. Questi nutrienti forniscono energia sostenuta e aiutano a prevenire la fatica durante l'esercizio. Evitare grandi pasti immediatamente prima dell'allenamento può anche aiutare a prevenire disagio o indigestione.

Post-Allenamento: Dopo l'esercizio, è importante consumare proteine per aiutare nella riparazione e nella crescita muscolare. Sebbene la dieta cheto carnivora sia bassa in carboidrati, una piccola quantità di carboidrati a basso indice glicemico dopo l'esercizio può aiutare nella ripresa, specialmente per gli allenamenti ad alta intensità o di lunga durata.

6. **La Gestione del Riposo e del Recupero**

Il riposo e il recupero sono fondamentali, specialmente in una dieta cheto carnivora, dove il corpo subisce significativi adattamenti metabolici. Assicurarsi di avere un sonno adeguato e giorni di riposo tra gli allenamenti intensi è cruciale per evitare sovrallenamento e permettere al corpo di recuperare. Integrare correttamente l'attività fisica con la dieta cheto carnivora può essere altamente vantaggioso, ma richiede un approccio attentamente pianificato e personalizzato. Ascoltando il proprio corpo e aggiustando il regime di allenamento e nutrizionale, si possono massimizzare i benefici per la salute e la fitness, mantenendo un approccio equilibrato e sostenibile a lungo termine.

Nell'approfondire i "Tipi di Esercizio Consigliati e Frequenza" per chi segue la dieta cheto carnivora, il capitolo 11 del libro "Dieta Cheto Carnivora per Principianti" si focalizza su come strutturare un regime di allenamento che sia complementare a questa specifica dieta. L'obiettivo è di massimizzare i benefici dell'allenamento mantenendo l'efficacia della dieta.

Allenamento della Forza

Importanza: L'allenamento della forza è cruciale in una dieta cheto carnivora per mantenere e costruire massa muscolare. Data l'abbondante assunzione di proteine, questo tipo di esercizio aiuta a ottimizzare la sintesi proteica e a migliorare la composizione corporea.

Frequenza: Si consiglia di impegnarsi nell'allenamento della forza 2-4 volte a settimana, assicurandosi di lavorare su tutti i principali gruppi muscolari e di concedere al corpo il tempo di recuperare tra le sessioni.

Esercizi Cardiovascolari

Importanza: Gli esercizi cardiovascolari sono importanti per la salute del cuore e dell'apparato circolatorio. In una dieta cheto carnivora, possono aiutare a migliorare l'efficienza nella bruciatura dei grassi come fonte di energia.

Tipi: Include attività come camminata, corsa, nuoto o ciclismo. L'intensità può variare da bassa a moderata, in base alla preferenza personale e alla risposta del corpo.

Frequenza: Il cardio può essere praticato 3-5 volte a settimana, a seconda degli obiettivi individuali e del livello di fitness.

Allenamento ad Alta Intensità (HIIT)

Importanza: L'HIIT può essere particolarmente efficace per bruciare grassi e migliorare la capacità aerobica e anaerobica. È anche utile per coloro che hanno meno tempo da dedicare all'esercizio fisico.

Frequenza: A causa della sua intensità, l'HIIT dovrebbe essere limitato a 1-3 volte a settimana, con adeguato recupero tra le sessioni.

Esercizi di Flessibilità e Mobilità

Importanza: Esercizi come lo stretching, lo yoga o il pilates sono fondamentali per mantenere la flessibilità, ridurre il rischio di infortuni e migliorare la postura e la mobilità generale.

Frequenza: Questi esercizi possono essere incorporati quotidianamente o dopo le sessioni di allenamento come parte del raffreddamento.

Ascoltare il Proprio Corpo

In tutte le forme di esercizio, è fondamentale ascoltare il proprio corpo. La dieta cheto carnivora può richiedere un periodo di adattamento, durante il quale potresti dover aggiustare l'intensità e la durata dell'esercizio. Inoltre, le sensazioni di stanchezza o esaurimento possono indicare la necessità di un riposo supplementare o aggiustamenti nella dieta.

Consigli per Principianti

Per i principianti, è consigliato iniziare lentamente, aumentando gradualmente sia l'intensità che la durata degli allenamenti. Iniziare con attività di bassa intensità e incorporare gradualmente allenamenti più intensi può aiutare il corpo ad adattarsi sia alla dieta cheto carnivora che al nuovo regime di esercizio.

Allenamento a Circuiti

Importanza: L'allenamento a circuiti combina elementi di forza e cardio, offrendo un workout completo che migliora sia la forza muscolare che la resistenza cardiovascolare. Questo tipo di allenamento può essere particolarmente efficace per chi segue la dieta cheto carnivora, poiché aiuta a massimizzare la bruciatura dei grassi mantenendo la massa muscolare.

Frequenza: L'allenamento a circuiti può essere svolto 2-3 volte a settimana, alternando i giorni con altre forme di esercizio o riposo.

Camminata o Escursionismo

Importanza: La camminata, soprattutto se praticata in natura, può essere un'ottima forma di esercizio a basso impatto. È ideale per migliorare la salute cardiovascolare e può essere un modo efficace per rimanere attivi senza sovraccaricare il corpo.

Frequenza: La camminata può essere praticata quasi quotidianamente, a seconda del livello di comfort e della risposta del corpo. Le escursioni più lunghe o più impegnative possono essere pianificate meno frequentemente.

Sport e Attività di Gruppo

Importanza: Gli sport di squadra o le attività di gruppo possono offrire non solo benefici fisici, ma anche supporto sociale e motivazione. Questi possono includere sport come basket, calcio, tennis o lezioni di gruppo in palestra.

Frequenza: L'incorporazione di sport o attività di gruppo può variare in base alla disponibilità e all'interesse personale. Anche una o due volte a settimana possono fornire un significativo beneficio fisico e psicologico.

Adattamento dell'Allenamento in Base alla Fase della Dieta

All'inizio della dieta cheto carnivora, quando il corpo si sta ancora adattando ai chetosi, potrebbe essere necessario ridurre temporaneamente l'intensità e la frequenza dell'esercizio fisico. Man mano che il corpo si adatta, si può gradualmente aumentare l'intensità, ascoltando le risposte fisiche e adattandosi di conseguenza.

Recupero Attivo

Importanza: Il recupero attivo, come lo stretching leggero, lo yoga o il camminare a passo lento, è essenziale per aiutare il corpo a riprendersi dagli allenamenti più intensi. Questo tipo di attività supporta la circolazione, aiuta nella rimozione dei prodotti di scarto metabolico e riduce il rischio di rigidità e dolori muscolari.

Frequenza: Il recupero attivo può essere praticato nei giorni di riposo o dopo sessioni di allenamento intense.

Monitoraggio e Ascolto del Corpo

Mantenere un diario di allenamento o utilizzare un app per monitorare i progressi può essere utile per vedere come il corpo si adatta nel tempo e per fare aggiustamenti se necessario. Ascoltare il proprio corpo e fare pause quando necessario è fondamentale per prevenire sovrallenamento e infortuni.

Integrare una varietà di esercizi e mantenere una frequenza di allenamento equilibrata è fondamentale nella dieta cheto carnivora. Questo approccio non solo aiuta a ottimizzare i benefici fisici della dieta, ma contribuisce anche a mantenere l'interesse e la motivazione nel percorso verso un benessere complessivo e un miglioramento della forma fisica.

Questo argomento è particolarmente rilevante per atleti e individui attivi che sono interessati a comprendere come questa dieta possa essere utilizzata per ottimizzare le loro prestazioni sportive.

Impatto della Dieta Cheto Carnivora sulla Forza Muscolare

Proteine e Sintesi Muscolare: La dieta cheto carnivora è ricca di proteine, un nutriente cruciale per la costruzione e il mantenimento della massa muscolare. L'abbondante assunzione di proteine supporta la sintesi proteica muscolare, essenziale per la forza muscolare.

Effetti sulla Forza Muscolare: Inizialmente, alcuni possono sperimentare una riduzione della forza durante la transizione alla dieta cheto carnivora, a causa delle modifiche nel metabolismo energetico. Tuttavia, dopo l'adattamento, molti riferiscono un recupero o un miglioramento della forza muscolare.

Impatto sulla Resistenza

Chetosi e Resistenza: Una volta che il corpo entra in chetosi, inizia a bruciare grassi per energia invece dei carboidrati. Questo può portare a una resistenza migliorata, specialmente in esercizi di lunga durata, poiché il corpo ha accesso a una riserva di energia più vasta e stabile rispetto ai carboidrati immagazzinati.

Adattamento e Performance: Il processo di adattamento ai chetosi è cruciale. Durante questo periodo, la resistenza può temporaneamente diminuire. Tuttavia, una volta completato l'adattamento, molti atleti sperimentano un aumento della resistenza e una diminuzione del tempo di recupero tra le sessioni di allenamento.

Nutrizione e Recupero

Recupero Post-Allenamento: La dieta cheto carnivora, essendo ricca di proteine e grassi, può essere efficace nel supportare il recupero muscolare. Le proteine sono essenziali per riparare e costruire il tessuto muscolare, mentre i grassi possono aiutare a ridurre l'infiammazione.

Gestione dell'Energia: Una corretta gestione dell'energia è fondamentale. Sebbene la dieta cheto carnivora riduca la dipendenza dai carboidrati, è importante assicurarsi che l'apporto calorico complessivo sia sufficiente per supportare il livello di attività fisica.

Considerazioni per Atleti e Individui Attivi

Monitoraggio delle Prestazioni: Atleti che seguono la dieta cheto carnivora dovrebbero monitorare attentamente le loro prestazioni e fare aggiustamenti nella dieta o nell'allenamento secondo necessità.

Equilibrio Elettroliti: Gli elettroliti, come sodio, potassio e magnesio, sono cruciali per il funzionamento muscolare e possono essere persi attraverso il sudore durante l'esercizio. È importante bilanciare questi elettroliti, specialmente in una dieta a basso contenuto di carboidrati.

Sostenibilità dell'Energia Durante l'Esercizio

Utilizzo dei Grassi come Fonte di Energia: In chetosi, il corpo utilizza i grassi come principale fonte di energia, offrendo una riserva di carburante più stabile e duratura rispetto ai carboidrati. Questo può essere particolarmente vantaggioso per sport di resistenza come la corsa a lunga distanza o il ciclismo.

Impatto sulla Capacità Aerobica: Alcuni studi suggeriscono che, dopo un periodo di adattamento, la capacità aerobica in una dieta cheto può rimanere invariata o addirittura migliorare, in particolare per gli atleti di resistenza.

Effetti sulla Massa e Composizione Corporea

Mantenimento della Massa Muscolare: Nonostante la riduzione dei carboidrati, la dieta cheto carnivora, grazie all'alto contenuto di proteine, può aiutare a preservare la massa muscolare, specialmente se combinata con un regolare allenamento della forza.

Perdita di Grasso Corporeo: Molti atleti e individui attivi che seguono la dieta cheto carnivora riferiscono una riduzione efficace del grasso corporeo, migliorando così la composizione corporea e potenzialmente le prestazioni atletiche.

Considerazioni per l'Allenamento ad Alta Intensità

Esercizi ad Alta Intensità: Per gli atleti che si dedicano ad allenamenti ad alta intensità, come il sollevamento pesi o l'HIIT, può essere necessario un periodo di adattamento più lungo. Durante la fase di transizione, potrebbero sperimentare una riduzione temporanea della performance.

Ciclizzazione dei Carboidrati: Alcuni atleti che seguono la dieta cheto carnivora optano per una ciclizzazione dei carboidrati, incorporando quantità moderate di carboidrati attorno agli allenamenti per massimizzare l'energia e la performance.

Monitoraggio e Adattamenti Individuali

Ascoltare il Proprio Corpo: È essenziale ascoltare il proprio corpo e adattare l'intensità e il volume dell'esercizio in base alle risposte individuali. Alcuni giorni potrebbero richiedere un allenamento più leggero o un riposo extra.

Adattamenti Dietetici: A seconda della risposta individuale e degli obiettivi di fitness, potrebbero essere necessari aggiustamenti dietetici, come aumentare l'apporto di grassi o reintrodurre una piccola quantità di carboidrati per supportare gli allenamenti intensi.

Ricerche e Studi Continui

Infine, è importante riconoscere che la ricerca sull'impatto della dieta cheto carnivora sulla performance atletica è ancora in corso. Gli atleti e gli individui attivi dovrebbero rimanere informati sui nuovi studi e considerare la consulenza di esperti in nutrizione sportiva per ottimizzare la loro dieta e il regime di allenamento. La dieta cheto carnivora può avere effetti significativi sulla forza e sulla resistenza, beneficiando molti atleti e individui attivi. Tuttavia, è fondamentale adottare un approccio personalizzato, monitorare le risposte del proprio corpo e apportare aggiustamenti adeguati per garantire che la dieta supporti al meglio gli obiettivi di fitness e la salute generale.

Questo monitoraggio è cruciale per garantire che la dieta e l'esercizio fisico siano ottimizzati per soddisfare gli obiettivi personali di salute e fitness.

1. Valutazione Regolare della Composizione Corporea

Misurazione del Peso e delle Misure Corporee: Registra regolarmente il peso e prendi le misure del corpo per monitorare i cambiamenti nella massa grassa e muscolare.

Utilizzo della Bilancia Impedenzometria: Considera l'uso di una bilancia impedenzometria per un'analisi più dettagliata della composizione corporea, inclusa la percentuale di grasso corporeo e massa muscolare.

2. Monitoraggio della Performance Fisica

Registro dell'Allenamento: Mantieni un diario degli allenamenti per tenere traccia dei progressi in termini di forza, resistenza e capacità fisica.

Valutazione della Resistenza e della Forza: Esegui test periodici, come test di sollevamento massimo o test di resistenza cardio, per valutare i miglioramenti nella forza e nella resistenza.

3. Ascoltare il Proprio Corpo

Attenzione ai Segnali del Corpo: Sii consapevole di come ti senti durante e dopo l'esercizio fisico. Stanchezza eccessiva, dolori muscolari prolungati o calo delle prestazioni possono essere segnali di sovrallenamento o di un'alimentazione non adeguata.

Aggiustamenti Basati sul Benessere: Aggiusta l'intensità e il volume dell'allenamento in base al livello di energia e al benessere generale.

4. Adattamenti Nutrizionali

Revisione dell'Assunzione di Macro-Nutrienti: Rivedi periodicamente l'apporto di proteine, grassi e, se applicabile, carboidrati per assicurare che la dieta supporti i tuoi obiettivi di allenamento.

Integrazione di Elettroliti e Idratazione: Assicurati di mantenere un equilibrio adeguato di elettroliti e un buon livello di idratazione, soprattutto dopo esercizi intensi o prolungati.

5.   Adattamento alla Dieta Cheto Carnivora

Periodo di Adattamento: Riconosci che potrebbe essere necessario un periodo di adattamento alla dieta cheto carnivora, durante il quale potresti dover modificare temporaneamente il tuo regime di allenamento.

Valutazione dei Livelli di Energia: Monitora come la dieta influisce sui tuoi livelli di energia durante l'allenamento e aggiusta di conseguenza l'intensità e la durata degli esercizi.

6.   Utilizzo della Tecnologia e Applicazioni

App di Fitness e Tracker: Usa app di fitness o dispositivi wearable per monitorare i progressi, come la frequenza cardiaca, le calorie bruciate e i modelli di sonno, che possono fornire informazioni utili per aggiustare l'allenamento e la dieta.

7.   Consultazioni Regolari con Professionisti

Check-up Medici: Esegui check-up regolari con un medico per valutare la tua salute generale, soprattutto se hai condizioni preesistenti.

Consulenza di Esperti in Nutrizione e Fitness: Considera di consultare nutrizionisti e allenatori personali per un'analisi più approfondita dei tuoi progressi e per ricevere consigli su come ottimizzare ulteriormente dieta e allenamento.

8.   Valutazione Periodica del Progresso

Test di Performance Periodici: Oltre ai sollevamenti massimi, considera test regolari come sprint, salti o altri esercizi specifici per il tuo sport o attività per valutare i miglioramenti nella performance.

Confronto dei Risultati nel Tempo: Usa i dati raccolti nel tempo per valutare i trend di miglioramento o aree che richiedono maggiore attenzione.

9. Riconoscere e Reagire ai Plateau

Identificazione dei Plateau: Riconosci quando i progressi sembrano rallentare o fermarsi. Questo è normale in ogni percorso di fitness e può indicare la necessità di un cambio nella routine di allenamento o nella dieta.

Strategie per Superare i Plateau: Modifica l'intensità, il volume o il tipo di allenamento per superare i plateau. A volte, un breve periodo di riposo o di recupero attivo può anche essere benefico.

10. Ascolto e Reazione ai Feedback del Corpo

Feedback Dolorosi: Presta attenzione a dolori o disagi insoliti, che potrebbero indicare infortuni o sovrallenamento. Consulta un professionista se questi problemi persistono.

Aggiustamenti Basati sul Feedback: Se senti che il tuo corpo non risponde bene a un certo tipo di esercizio o intensità, non esitare a ridurre o cambiare la tua routine.

11. Bilanciamento tra Allenamento e Dieta

Valutazione Dell'Impatto della Dieta sull'Allenamento: Se noti un calo di energia o di prestazioni, valuta se la tua dieta sta fornendo abbastanza calorie e nutrienti per supportare il tuo livello di attività.

Aggiustamento della Dieta in Base all'Attività Fisica: Potrebbe essere necessario aumentare l'apporto calorico nei giorni di allenamento intenso o aggiustare la ripartizione dei macro-nutrienti per ottimizzare le prestazioni.

12. Utilizzo dei Dati per Personalizzare l'Allenamento

Analisi dei Dati: Usa i dati raccolti per personalizzare ulteriormente Il tuo allenamento. Ad esempio, se i dati mostrano che ti stai esibendo meglio in un certo tipo di esercizio, potresti decidere di concentrarti di più su quell'area.

Feedback Continuo: Il monitoraggio continuo non solo ti aiuta a vedere i progressi, ma ti fornisce anche un feedback costante che può essere usato per fare aggiustamenti in tempo reale.

13. Supporto Professionale per Aggiustamenti Complessi

Consultazioni con Allenatori e Nutrizionisti: Per aggiustamenti più complessi o sfide specifiche, il supporto di un allenatore personale o di un nutrizionista può essere estremamente utile. Possono offrire una prospettiva esterna e competenze specialistiche per ottimizzare ulteriormente il regime di allenamento e la dieta.

Il monitoraggio regolare e l'aggiustamento dell'allenamento in base ai progressi fisici sono passaggi essenziali per chi segue la dieta cheto carnivora. Questo processo non solo aiuta a massimizzare l'efficacia dell'allenamento, ma assicura anche che la dieta e l'esercizio siano sempre allineati con la salute e il benessere complessivi dell'individuo.

Nella sezione "Consigli per il Recupero e la Prevenzione degli Infortuni" del capitolo 11, ci concentriamo sulle strategie essenziali per ottimizzare il recupero muscolare e ridurre il rischio di infortuni, particolarmente importanti per chi segue una dieta cheto carnivora e si dedica a un allenamento regolare.

1. Adeguata Idratazione

Mantieni un'adeguata idratazione, fondamentale per il funzionamento muscolare e il recupero.

Aumenta l'assunzione di liquidi dopo l'esercizio fisico, specialmente in condizioni di calore o umidità elevate.

2. Bilancio degli Elettroliti

Monitora l'equilibrio degli elettroliti, specialmente sodio, potassio e magnesio, che sono cruciali per prevenire crampi e affaticamento muscolare.

Considera integratori di elettroliti se la dieta non fornisce quantità sufficienti.

3. Nutrizione Post-Allenamento

Consuma un pasto o uno spuntino ricco di proteine dopo l'esercizio per supportare la riparazione e la crescita muscolare.

Non trascurare i grassi sani, che possono aiutare a ridurre l'infiammazione post-allenamento.

4. Sonno di Qualità

Assicurati di avere un sonno adeguato e di qualità, fondamentale per il recupero muscolare e la funzione cognitiva.

Crea un ambiente di sonno confortevole e mantieni una routine regolare per migliorare la qualità del sonno.

Giorni di Riposo e Recupero Attivo

Pianifica giorni di riposo completi per permettere al corpo di recuperare.

Incorpora attività di recupero attivo come yoga, stretching leggero o camminate, che possono aiutare nella circolazione e nella riduzione della rigidità muscolare.

5. Stretching e Mobilità

Pratica regolarmente stretching e esercizi di mobilità per mantenere la flessibilità e prevenire infortuni.

Considera l'uso di tecniche come il foam rolling per migliorare la circolazione e ridurre la tensione muscolare.

6. Gestione dello Stress

Implementa tecniche di riduzione dello stress come la meditazione, il respiro profondo o le attività rilassanti, poiché lo stress elevato può influenzare negativamente il recupero.

Ascolta il tuo corpo e riduci l'intensità dell'allenamento se ti senti particolarmente stressato o affaticato.

7. Prevenzione e Gestione degli Infortuni

Presta attenzione alla tecnica corretta durante l'esercizio per minimizzare il rischio di infortuni.

Se si verifica un infortunio, dai la priorità al riposo e alla riabilitazione prima di riprendere l'allenamento completo.

8. Monitoraggio e Adattamenti

Monitora costantemente i tuoi progressi e il tuo stato di recupero. Se ti senti costantemente affaticato o dolorante, potrebbe essere necessario ridurre l'intensità o il volume dell'allenamento.

Adatta la dieta e l'allenamento in base alle esigenze del tuo corpo e alle risposte al regime di allenamento attuale.

9. Importanza di un Riscaldamento Adeguato

Prima di ogni sessione di allenamento, esegui un riscaldamento completo per preparare i muscoli e ridurre il rischio di infortuni.

Il riscaldamento può includere esercizi dinamici, stretching leggero e attività a bassa intensità che aumentano gradualmente la frequenza cardiaca.

10. Uso di Tecniche di Rilassamento Muscolare

Sperimenta con tecniche come il massaggio o la terapia mio fasciale per alleviare la tensione muscolare e migliorare la flessibilità.

L'uso di strumenti come foam roller o palline da massaggio può essere efficace per il rilascio di punti trigger e la riduzione della rigidità muscolare.

11. Integrazione Nutrizionale per il Recupero

Valuta l'uso di integratori che possono supportare il recupero, come la creatina, gli aminoacidi a catena ramificata (BCAA) o la glutammina.

Assicurati che la tua dieta fornisca abbastanza micronutrienti essenziali, come il magnesio e le vitamine del gruppo B, che svolgono un ruolo cruciale nel recupero muscolare.

12. Abbigliamento e Attrezzatura Adeguati

Utilizza abbigliamento e attrezzature appropriate per il tipo di esercizio praticato. Ad esempio, scarpe adatte possono ridurre il rischio di infortuni durante la corsa o l'allenamento.

Considera l'uso di supporti o tutori se hai aree vulnerabili o se stai recuperando da un infortunio.

13. Regolazione del Piano di Allenamento

Sii flessibile con il tuo piano di allenamento. Se il corpo richiede più tempo per recuperare, è importante concedersi il riposo necessario piuttosto che attenersi rigidamente a un programma.

Aggiusta la frequenza, la durata e l'intensità dell'allenamento in base al tuo stato di recupero e benessere generale.

14. Gestione dell'Alimentazione Post-Esercizio

Dopo l'allenamento, oltre alle proteine, considera se includere una piccola quantità di carboidrati. Anche se la dieta cheto carnivora è a basso contenuto di carboidrati, un piccolo reintegro post-allenamento può accelerare il recupero, soprattutto dopo sessioni di alta intensità.

Mantieni un equilibrio tra l'assunzione di nutrienti e l'apporto calorico complessivo, specialmente in relazione all'intensità dell'esercizio fisico svolto.

15. Ascoltare i Feedback del Corpo e Agire

Riconosci e rispondi tempestivamente a segnali di potenziali infortuni o sovrallenamento, come dolore persistente, affaticamento o calo delle prestazioni.

Non ignorare il dolore o il disagio. Se sospetti un infortunio, cerca l'assistenza di un professionista sanitario.

16. Recupero Mentale e Emotivo

Riconosci l'importanza del recupero mentale ed emotivo. Pratiche come la meditazione o attività rilassanti possono aiutare a ridurre lo stress mentale, che è altrettanto importante per un recupero completo.

Valuta il tuo stato mentale ed emotivo regolarmente e trova strategie per gestire lo stress, che può influenzare il recupero fisico.

Implementando questi consigli, chi segue la dieta cheto carnivora può ottimizzare il proprio recupero e ridurre il rischio di infortuni. Questo approccio olistico, che considera sia i bisogni fisici che mentali, è fondamentale per mantenere la salute a lungo termine e raggiungere gli obiettivi di fitness.

12. Adattamento a Lungo Termine

Mentre la dieta cheto carnivora può offrire numerosi benefici, come la perdita di peso e un miglioramento della salute metabolica, la sua sostenibilità a lungo termine è spesso una preoccupazione per molti.

Mantenimento dell'Equilibrio Nutrizionale

Discussione sull'importanza di garantire un apporto equilibrato di nutrienti, soprattutto in una dieta con un range così limitato di alimenti.

Strategie per prevenire carenze nutrizionali, incluso il consumo regolare di diverse fonti di carne e frattaglie per un ampio spettro di nutrienti essenziali.

Ascolto del Proprio Corpo

L'importanza di ascoltare il proprio corpo e riconoscere i segnali che potrebbero indicare la necessità di aggiustamenti nella dieta.

Suggerimenti per identificare e rispondere a segnali come cambiamenti nel livello di energia, nel sonno, nell'umore e nella performance fisica.

Gestione della Flessibilità Dietetica

Discussione su come e quando potrebbe essere appropriato introdurre maggiore flessibilità nella dieta, come l'inclusione occasionale di alimenti al di fuori del regime cheto carnivoro.

L'importanza di approcciare qualsiasi cambiamento in modo graduale e monitorato.

Sostenibilità e Stile di Vita

Consigli su come integrare la dieta cheto carnivora con uno stile di vita attivo, equilibrando esercizio fisico, lavoro e vita sociale.

Strategie per gestire situazioni sociali e alimentazione fuori casa, mantenendo il più possibile la coerenza con la dieta.

Valutazione e Adattamento Continuo

L'importanza di valutare periodicamente l'efficacia della dieta nel raggiungere gli obiettivi di salute e benessere personali.

Consigli su come e quando può essere necessario aggiustare la dieta, sia in termini di composizione che di quantità, per mantenere l'efficacia e il benessere.

Supporto Professionale e Monitoraggio della Salute

Incoraggiamento a cercare supporto professionale e a effettuare controlli regolari per monitorare la salute, specialmente in una dieta così specifica.

Discussione sull'importanza di esami del sangue regolari e check-up medici per garantire che la dieta non stia avendo effetti avversi sulla salute.

In conclusione, il capitolo "Adattamento a Lungo Termine" fornisce una guida essenziale per coloro che desiderano seguire la dieta cheto carnivora come parte di uno stile di vita sostenibile e salutare. Attraverso un approccio equilibrato, l'ascolto del proprio corpo e aggiustamenti regolati, è possibile mantenere i benefici della dieta mentre si assicura che rimanga in linea con il benessere generale e gli obiettivi a lungo termine.

Questa sezione del libro si dedica a fornire consigli pratici su come mantenere l'interesse e l'impegno verso la dieta, evitando la monotonia che può insorgere quando si segue un regime alimentare ristretto nel tempo.

La chiave per mantenere la dieta cheto carnivora nel tempo risiede nella capacità di introdurre varietà pur rimanendo entro i confini del regime alimentare. Sebbene la dieta sia principalmente basata su carne, pesce e, in alcuni casi, prodotti lattiero-caseari, ci sono numerosi modi per aggiungere diversità ai pasti. Sperimentare con diversi tagli di carne, varietà di pesce, e tecniche di cottura può trasformare un piatto semplice in qualcosa di nuovo ed eccitante. La grigliata, la cottura a bassa temperatura, il fumo, e il brasato sono solo alcune delle tecniche che possono aggiungere profondità e varietà al sapore.

Inoltre, l'uso creativo delle spezie e delle erbe gioca un ruolo fondamentale nell'aggiungere varietà ai piatti. Anche se la dieta cheto carnivora limita l'uso di alcuni ingredienti che possono aumentare il contenuto di carboidrati, molte spezie e erbe possono essere usate liberamente per migliorare il gusto senza compromettere lo stato di chetosi. Sperimentare con diverse combinazioni di spezie può trasformare completamente il sapore di un piatto.

Un altro aspetto importante per mantenere la dieta interessante è la presentazione dei piatti. Cambiare il modo in cui il cibo è servito e presentato può rinnovare l'interesse per i pasti. L'estetica del cibo gioca un ruolo significativo nel modo in cui lo percepiamo e lo gustiamo, quindi prendersi il tempo per preparare e presentare i pasti in modo attraente può rendere l'esperienza di mangiare più piacevole e soddisfacente.

Incorporare regolarmente nuovi alimenti consentiti nella dieta può anche aiutare a mantenere l'interesse. Anche se la dieta è restrittiva, ci sono molte varietà di carne e pesce che potrebbero non essere parte della tua routine abituale. Esplorare nuove fonti di proteine, come carne di selvaggina, tagli insoliti o tipi di pesce meno comuni, può fornire un cambiamento benvenuto e aggiungere nuova eccitazione ai pasti.

È importante ricordare che la flessibilità mentale è fondamentale. Mentre è importante attenersi ai principi della dieta per ottenere i suoi benefici, essere troppo rigidi può portare a frustrazione e noia. Consentire occasionalmente piccole deviazioni dalla dieta, quando sono attentamente pianificate e controllate, può aiutare a mantenere il morale alto e rendere più facile aderire alla dieta nel lungo termine.

Coinvolgimento nella Comunità Cheto e Carnivora

Partecipare a comunità online o gruppi di supporto può offrire nuove idee, ricette e consigli per mantenere la dieta interessante.

Condividere esperienze e ricette con altri che seguono lo stesso stile alimentare può essere una fonte di ispirazione e motivazione.

Esplorazione Culinaria

Dedica tempo a imparare nuove tecniche culinarie. Ad esempio, l'affumicatura di carne o la preparazione di stufati e brodi ricchi può aprire un mondo di sapori diversi.

Sperimenta con condimenti cheto-compatibili e marinature per aggiungere varietà ai piatti di carne. Anche piccoli cambiamenti possono fare una grande differenza nel gusto.

Monitoraggio dei Risultati e Adattamenti

Tieni traccia dei cambiamenti nel tuo corpo e nel tuo benessere generale. Vedere risultati positivi può essere un potente motivatore per continuare.

Se noti un calo di energia o altri segnali negativi, non esitare a fare piccoli aggiustamenti nella dieta per vedere se c'è miglioramento.

Sfide e Obiettivi Personali

Impostare sfide personali o obiettivi legati alla dieta, come provare un nuovo tipo di carne ogni settimana, può rendere l'esperienza più coinvolgente.

Creare obiettivi a lungo termine legati sia alla dieta che all'esercizio fisico può aiutare a mantenere un senso di direzione e scopo.

Integrazione con uno Stile di Vita Attivo

Integrare la dieta con un regime di esercizio fisico regolare può non solo migliorare i risultati di salute e fitness, ma anche aumentare il senso di benessere generale.

L'attività fisica regolare può aumentare il fabbisogno calorico e proteico, offrendo più opportunità per sperimentare con diverse fonti di cibo nella dieta.

Equilibrio tra Impegno e Flessibilità

Mentre è importante mantenere l'impegno verso la dieta, è anche fondamentale non essere troppo rigidi. Una certa flessibilità può aiutare a gestire meglio le situazioni sociali e le occasioni speciali.

Comprendere che piccole deviazioni occasionali dalla dieta non comprometteranno i progressi a lungo termine può aiutare a mantenere un equilibrio sano.

Educazione Continua

Continua a informarti sulla dieta cheto carnivora e sulla nutrizione in generale. La conoscenza è potere e può fornire nuove idee su come ottimizzare e variare la dieta. Leggi libri, segui podcast, o partecipa a seminari e workshop per rimanere aggiornato e ispirato. Attraverso queste strategie, è possibile mantenere la dieta cheto carnivora fresca, interessante e gratificante. Incorporando nuove idee, sperimentando con cibi diversi, e mantenendo un approccio flessibile e informato, la dieta cheto carnivora può diventare un viaggio culinario piacevole e una componente sostenibile di uno stile di vita salutare.

Gestire le sfide sociali e familiari è un aspetto importante per chi segue la dieta cheto carnivora, specialmente considerando che questo stile alimentare può differire notevolmente dalle abitudini alimentari tradizionali. Nel capitolo 12, esploriamo come navigare in situazioni sociali e familiari mantenendo fedeltà alla dieta senza compromettere i rapporti personali o l'esperienza sociale.

La dieta cheto carnivora può presentare sfide uniche quando si tratta di cenare fuori, partecipare a eventi sociali, o gestire le dinamiche familiari. Le differenze nella scelta degli alimenti possono portare a domande, preoccupazioni o perfino malintesi da parte di amici, familiari o colleghi. Ecco alcuni consigli su come gestire queste situazioni:

- **Comunicazione Aperta e Onesta**

Essere aperti riguardo la propria scelta dietetica può aiutare a prevenire incomprensioni. Spiegare brevemente le ragioni per la scelta della dieta cheto carnivora può aiutare gli altri a comprendere e, possibilmente, rispettare la tua decisione.

Evita di essere dogmatico o critico verso le scelte alimentari altrui. Ricorda che ognuno ha il diritto di scegliere la propria dieta.

- **Pianificazione Anticipata per Eventi Sociali**

Quando possibile, informati in anticipo sul menu se stai partecipando a un evento o mangiando fuori. Questo ti darà l'opportunità di pianificare cosa mangiare o di discutere opzioni alternative con l'host o il ristorante.

Considera di portare il tuo cibo agli eventi sociali, specialmente se sai che le opzioni compatibili con la tua dieta saranno limitate.

- **Flessibilità e Compromessi**

In alcune situazioni sociali, potrebbe essere necessario un certo grado di flessibilità. Decidi in anticipo quali sono i tuoi limiti e fino a che punto sei disposto a compromettere senza compromettere i tuoi obiettivi di salute.

Se decidi di deviare dalla dieta per un'occasione speciale, fallo in modo consapevole e pianifica in anticipo come riprendere il regime dietetico successivamente.

- **Coinvolgimento Familiare**

Coinvolgi la tua famiglia nella tua scelta dietetica spiegando i benefici e le ragioni dietro questa decisione. L'educazione può trasformare la resistenza in supporto.

Prepara pasti che possano essere facilmente adattati per soddisfare sia le tue esigenze dietetiche che quelle degli altri membri della famiglia. Ad esempio, un piatto di carne può essere servito con diversi contorni, consentendo a tutti di personalizzare il proprio pasto.

- **Stabilire Confini Salutari**

Stabilisci confini salutari con amici e familiari che potrebbero non comprendere o supportare la tua scelta dietetica. È importante rispettare le proprie scelte di salute e benessere.

Ricorda che è tua responsabilità mantenere la tua dieta, non quella degli altri. Assumiti la responsabilità delle tue scelte alimentari senza aspettarti che gli altri le accomodino sempre.

- **Adattarsi a Diverse Situazioni Alimentari**

In ambienti come matrimoni, feste o cene aziendali, dove il controllo sul menu potrebbe essere limitato, cerca opzioni che si avvicinino maggiormente alla dieta cheto carnivora, come piatti a base di carne o pesce senza salse zuccherate o carboidrati.

Quando partecipi a barbecue o picnic, porta con te piatti che tutti possono godere ma che sono anche compatibili con la tua dieta, come spiedini di carne o insalate proteiche.

- **Educare gli Altri con Sensibilità**

Quando gli amici o i membri della famiglia mostrano interesse o curiosità sulla tua dieta, condividi le tue conoscenze in modo educativo e non giudicante. Offrire informazioni basate su fatti può aiutare a creare comprensione e rispetto reciproco.

Evita di entrare in dibattiti dietetici. Ricorda che il tuo obiettivo è condividere, non convincere.

- **Navigare nel Mondo dei Ristoranti**

Nei ristoranti, non esitare a chiedere modifiche al tuo ordine per renderlo adatto alla dieta cheto carnivora, come sostituire i contorni ricchi di carboidrati con verdure a basso contenuto di carboidrati o semplicemente ordinare piatti a base di carne.

Ricerca in anticipo i ristoranti che offrono opzioni compatibili con la tua dieta, o considera di suggerire posti che sai essere accomodanti alle tue esigenze alimentari quando incontri amici o colleghi.

- **Mantenere la Dieta in Viaggio**

Durante i viaggi, pianifica in anticipo portando con te snack compatibili con la dieta cheto carnivora, come noci, carne secca o formaggi. Questo ti aiuterà a evitare di ricorrere a opzioni non idonee quando hai fame.

Esplora la cucina locale scegliendo opzioni che si adattino al tuo regime alimentare. Molti piatti tradizionali in diverse culture si concentrano su carne e pesce, che possono essere scelte perfette.

- **Essere Flessibili senza Compromettere gli Obiettivi**

Capire che occasionali deviazioni dalla dieta, soprattutto in contesti sociali, sono normali. L'importante è che queste scelte siano consapevoli e non diventino abitudini regolari che compromettono i tuoi obiettivi a lungo termine.

Dopo una deviazione, concentrati sul ritornare al tuo regime alimentare abituale il giorno successivo senza colpevolizzare o punirti.

- **Condivisione e Inclusione**

Invita amici e familiari a condividere un pasto cheto carnivoro con te. Questo può essere un modo eccellente per mostrare quanto possa essere deliziosa e soddisfacente la tua dieta.

Partecipare a gruppi o eventi cheto carnivori locali può offrire opportunità sociali con persone che condividono il tuo stile di vita alimentare.

In conclusione, gestire le sfide sociali e familiari durante il seguimento della dieta cheto carnivora richiede equilibrio, pianificazione e apertura. Attraverso una comunicazione efficace, flessibilità e preparazione, è possibile navigare in questi contesti mantenendo la propria salute e il benessere, pur partecipando pienamente alla vita sociale e familiare.

Nell'ambito del capitolo 12, l'argomento "Strategie per Viaggiare e Mangiare Fuori" è cruciale per chi segue la dieta cheto carnivora. Viaggiare e cenare fuori presentano sfide uniche per mantenere la coerenza con questa dieta specifica, ma con una pianificazione adeguata e alcune strategie intelligenti, è possibile godersi queste esperienze senza deviare dal proprio regime alimentare.

Quando si viaggia, la preparazione è fondamentale. Prima di partire, è utile fare ricerche sui ristoranti e i mercati locali nella destinazione prevista che potrebbero offrire opzioni compatibili con la dieta cheto carnivora. Molti ristoranti sono disposti ad accomodare richieste speciali, quindi non esitare a chiedere modifiche ai piatti per adattarli alle tue esigenze, come sostituire i contorni ricchi di carboidrati con opzioni più idonee, come verdure a foglia verde o extra porzioni di proteine.

Inoltre, portare con sé snack cheto-compatibili può essere una salvezza quando si è in viaggio e non si hanno a disposizione opzioni adatte. Snack come noci, formaggi a basso contenuto di carboidrati, carne secca o bastoncini di salame sono facili da trasportare e possono fornire un pasto soddisfacente in movimento.

Durante il viaggio, scegliere alloggi con accesso a una cucina, anche se piccola, può fare una grande differenza. Avere la possibilità di cucinare anche solo alcuni pasti può aiutarti a mantenere la dieta più facilmente e ridurre lo stress di dover trovare opzioni adatte fuori.

Per quanto riguarda il mangiare fuori, diventa importante selezionare i tipi di ristoranti. Luoghi specializzati in grigliate, steakhouse o frutti di mare spesso offrono opzioni più adatte per chi segue una dieta cheto carnivora. Non avere paura di fare domande sul menu e chiedere suggerimenti al personale del ristorante. Sono spesso ben informati e possono aiutarti a fare scelte idonee.

Quando sei invitato a eventi o feste, comunicare in anticipo le tue esigenze dietetiche può aiutare i tuoi ospiti a prepararsi. Tuttavia, offrirti di portare un piatto da condividere che sia adatto alla tua dieta può alleviare la pressione sia per te che per l'ospite.

Quando si pianifica un viaggio, considera l'opportunità di soggiornare in alloggi con accesso a una cucina. Questo può essere particolarmente utile per viaggi più lunghi, dove mangiare fuori per ogni pasto può essere impegnativo e costoso. Preparare i propri pasti non solo ti aiuta a mantenere la dieta, ma ti dà anche il controllo totale sugli ingredienti utilizzati.

Prima di partire, fare una ricerca sui ristoranti e sui mercati nelle vicinanze della tua destinazione può risparmiarti tempo e stress. Cerca ristoranti con opzioni cheto-compatibili e leggi le recensioni per vedere se sono disposti a fare modifiche ai piatti. Ristoranti che offrono grigliate, piatti a base di pesce fresco, e opzioni di carne senza salse elaborate sono di solito buone scelte.

Quando mangi fuori, non esitare a chiedere al cameriere di sostituire i contorni ricchi di carboidrati con verdure a basso contenuto di carboidrati o insalate. In molti casi, i ristoranti sono più che disposti ad accomodare richieste semplici come queste. Inoltre, evita cibi che possono sembrare cheto-compatibili ma che potrebbero essere preparati con ingredienti ricchi di carboidrati, come salse o marinature zuccherate.

Un'altra strategia utile quando si mangia fuori è quella di pianificare in anticipo. Se sai che avrai un evento o un pasto al ristorante, puoi aggiustare i tuoi pasti precedenti o successivi per assicurarti di rimanere nei limiti della tua dieta. Ad esempio, se prevedi di avere un pasto più ricco di grassi a cena, potresti voler optare per pasti più leggeri durante il giorno.

Infine, quando viaggi, soprattutto in luoghi con una cultura culinaria diversa, sperimenta e goditi le varietà locali che si adattano alla tua dieta. Molti piatti tradizionali in tutto il mondo si concentrano su carne e pesce, offrendo l'opportunità di esplorare nuovi sapori rimanendo fedele alla dieta cheto carnivora.

Mantenere una dieta cheto carnivora mentre si viaggia e si mangia fuori è certamente fattibile con la giusta pianificazione e flessibilità. Comunicare chiaramente le tue esigenze, fare scelte consapevoli e prepararsi in anticipo ti permetteranno di goderti l'esperienza culinaria senza deviare dai tuoi obiettivi di salute e benessere.

Ogni individuo è unico, e ciò significa che la dieta cheto carnivora non sarà uguale per tutti. Alcuni potrebbero trovare necessario aumentare l'apporto di certi tipi di grassi, mentre altri potrebbero dover aggiustare le proporzioni di proteine e grassi per ottimizzare i risultati e il benessere generale.

Ascoltare il proprio corpo significa prestare attenzione a segnali come livelli di energia, qualità del sonno, digestione, sensazioni di fame e sazietà, e il modo in cui ci si sente dopo aver mangiato certi alimenti. Se si inizia a sentirsi stanchi, irritabili o si hanno problemi digestivi, potrebbe essere un segno che la dieta attuale necessita di aggiustamenti. Per esempio, se si avverte costantemente fame, potrebbe essere necessario aumentare l'apporto calorico o rivedere il bilancio tra proteine e grassi.

L'adattamento personalizzato della dieta potrebbe anche significare sperimentare con la frequenza e il timing dei pasti. Alcune persone trovano benefici nel praticare il digiuno intermittente, mentre altre possono sentirsi meglio con pasti più frequenti e regolari. Questo processo di sperimentazione e aggiustamento è cruciale per trovare ciò che funziona meglio per te.

Inoltre, è importante considerare come la dieta interagisce con altri aspetti dello stile di vita, come il livello di stress, l'esercizio fisico e il sonno. Ad esempio, in periodi di stress elevato o aumentata attività fisica, il corpo potrebbe avere bisogno di aggiustamenti nella dieta per far fronte a queste esigenze aggiuntive.

Un'altra componente chiave nell'ascoltare il proprio corpo è la riconoscenza e la risposta ai cambiamenti nel corso del tempo. Il corpo può cambiare con l'età, le attività, e anche le stagioni, quindi ciò che funziona ora potrebbe dover essere aggiustato in futuro. Esercitare una continua attenzione e flessibilità consente di mantenere la dieta sia efficace che piacevole nel lungo periodo.

Mentre l'auto-osservazione è fondamentale, è anche importante ricordare il valore di consultare regolarmente professionisti della salute. Essi possono fornire insight e consigli basati su conoscenze e esperienze professionali che possono essere utili nella personalizzazione della dieta.

1.   Monitoraggio dei Segnali del Corpo

Prestare attenzione a come reagisce il corpo a diversi tipi di alimenti cheto carnivori. Ad esempio, alcune persone possono tollerare meglio determinate fonti di grassi rispetto ad altre.

Notare eventuali reazioni cutanee, variazioni dell'umore o cambiamenti nei livelli di energia, che possono essere indicatori di come il corpo sta rispondendo alla dieta.

2.   Reagire alle Variazioni di Peso

Se l'obiettivo è la perdita di peso, monitorare i cambiamenti nel peso e nella composizione corporea può aiutare a guidare gli aggiustamenti nella dieta.

In caso di perdita di peso involontaria o eccessiva, considerare di aumentare l'apporto calorico o aggiustare le proporzioni di macro-nutrienti.

3.   Gestione del Digiuno Intermittente

Molti seguaci della dieta cheto carnivora integrano il digiuno intermittente. Tuttavia, è importante valutare come il digiuno influisce sul corpo e sulla mente. Non tutti reagiscono allo stesso modo al digiuno, e alcuni potrebbero aver bisogno di aggiustamenti o potrebbero scoprire che non è adatto a loro.

4.   Aggiustamenti per l'Attività Fisica

Se sei particolarmente attivo, potresti aver bisogno di aumentare l'apporto di calorie o aggiustare il tuo apporto di grassi e proteine per supportare l'attività fisica.

Dopo un allenamento intenso, è importante ascoltare il corpo per capire se sono necessari nutrienti aggiuntivi per il recupero.

5. Esperimenti Alimentari e Rotazione degli Alimenti

Sperimentare con diversi tipi di carne e fonti di grasso può aiutare a mantenere la dieta interessante e a scoprire quali alimenti ti fanno sentire meglio.

La rotazione degli alimenti può anche aiutare a prevenire l'intolleranza alimentare e a garantire una gamma più ampia di nutrienti.

6. Regolazione Basata sul Benessere Mentale e Fisico

Oltre agli aspetti fisici, valutare l'impatto della dieta sulla salute mentale. Se noti un impatto negativo sul tuo stato d'animo o sulla tua energia mentale, potrebbe essere necessario reagire con aggiustamenti nella dieta.

Includere nella routine attività di benessere mentale, come la meditazione o il tempo trascorso all'aperto, che possono avere un effetto positivo sul modo in cui vivi la tua dieta.

7. Collaborazione con Professionisti della Salute

Considerare check-up regolari e test del sangue per monitorare gli indicatori di salute e assicurarsi che la dieta non stia causando effetti negativi non riconosciuti.

Collaborare con un nutrizionista o un dietista può fornire ulteriori insights e consigli personalizzati per aggiustare la dieta in modo ottimale.

Ascoltare attentamente il proprio corpo e fare aggiustamenti personalizzati è fondamentale per il successo a lungo termine con la dieta cheto carnivora. Questo approccio consente non solo di massimizzare i benefici per la salute, ma anche di assicurare che la dieta sia sostenibile e piacevole nel tempo. Essere aperti alla sperimentazione e flessibili nei cambiamenti può portare a un percorso alimentare più soddisfacente e salutare.

Nel contesto della dieta cheto carnivora, capire "Quando e Come Fare Aggiustamenti al Regime" è un aspetto fondamentale per garantire che la dieta rimanga efficace e sostenibile nel tempo. Questa sezione del capitolo 12 esplora le circostanze in cui potrebbe essere necessario fare aggiustamenti alla dieta e offre una guida su come implementarli efficacemente.

In primo luogo, è importante riconoscere che la necessità di fare aggiustamenti può emergere da vari segnali. Questi possono includere stallo o aumento di peso non desiderato, diminuzione dell'energia o della performance fisica, comparsa di disturbi digestivi, o semplicemente la sensazione di stanchezza o di noia con la dieta attuale. Inoltre, cambiamenti nello stile di vita, come un aumento dell'attività fisica, stress, cambiamenti nella routine quotidiana o transizioni di vita come la gravidanza o l'invecchiamento, possono richiedere un ricalibra mento della dieta.

Quando si decide di fare aggiustamenti, è importante avvicinarsi a questo processo in modo graduale e misurato. Ad esempio, se si desidera aumentare l'apporto calorico, si dovrebbe farlo in piccoli incrementi piuttosto che fare cambiamenti drastici. Questo permette al corpo di adattarsi e aiuta a monitorare gli effetti specifici di ogni aggiustamento.

Uno degli aggiustamenti più comuni nella dieta cheto carnivora riguarda il bilanciamento tra proteine e grassi. Alcune persone possono scoprire che hanno bisogno di più proteine per sentirsi sazie e mantenere la massa muscolare, mentre altre potrebbero aver bisogno di aumentare l'apporto di grassi per ottimizzare la produzione di chetoni e l'energia.

Un altro aspetto da considerare è la frequenza e il timing dei pasti. Alcuni seguono il digiuno intermittente insieme alla dieta cheto carnivora, ma questo potrebbe non funzionare per tutti. Ascoltare il proprio corpo e aggiustare il regime di digiuno, o addirittura reintrodurre uno spuntino, potrebbe essere necessario.

L'introduzione occasionale di cibi fuori dalla dieta cheto carnivora può essere contemplata, specialmente in contesti sociali o per spezzare la monotonia. Tuttavia, questo dovrebbe essere fatto consapevolmente e con moderazione, assicurandosi di ritornare al regime cheto carnivoro regolare successivamente.

E essenziale ascoltare il proprio corpo e utilizzare il feedback personale per guidare questi aggiustamenti. Se un cambiamento non sembra avere l'effetto desiderato o provoca effetti negativi, è importante essere pronti a riaggiustare o consultare un professionista della salute

Una componente fondamentale nell'aggiustare la dieta è il monitoraggio costante del proprio stato di salute e benessere. Questo include non solo l'osservazione dei cambiamenti fisici, come il peso o la composizione corporea, ma anche la valutazione di come ti senti generalmente - i livelli di energia, la qualità del sonno, la chiarezza mentale, e la digestione. Questi indicatori possono darti importanti indizi su quando potrebbe essere necessario apportare modifiche alla tua dieta.

Identificare i Bisogni di Aggiustamento

Se inizi a sentirti costantemente stanco, affamato o irritabile, o se noti un calo nelle prestazioni fisiche, potrebbe essere il momento di esaminare e aggiustare la tua assunzione di macro-nutrienti.

Cambiamenti nella vita quotidiana, come un nuovo programma di allenamento, cambiamenti nello stress lavorativo o nella routine quotidiana, possono richiedere un aggiustamento della dieta per adeguarsi alle nuove esigenze energetiche.

Implementazione Graduale dei Cambiamenti

Invece di apportare cambiamenti drastici, inizia con aggiustamenti minori e monitora come il tuo corpo reagisce. Questo può includere l'aggiustamento delle porzioni, l'alterazione del bilancio di macro-nutrienti, o la sperimentazione con i tempi dei pasti.

Aggiustare gradualmente ti consente di identificare cosa funziona meglio per te senza sovraccaricare il tuo sistema.

Ascoltare i Feedback del Corpo

Dopo ogni aggiustamento, dai tempo al tuo corpo per adattarsi e valuta l'impatto. Se un cambiamento non sembra beneficiare, non esitare a riaggiustarlo o persino a tornare alla tua precedente abitudine alimentare.

Essere consapevoli e reattivi ai segnali del proprio corpo è fondamentale per un adattamento efficace e personalizzato della dieta.

Consultazione con Esperti

Se sei incerto su come procedere con gli aggiustamenti o se hai preoccupazioni specifiche, consultare un dietista o un nutrizionista può fornire guida e rassicurazione. Un professionista può aiutarti a navigare gli aggiustamenti in modo sicuro ed efficace.

Ricorda che le modifiche apportate alla tua dieta dovrebbero sempre essere sostenibili e allineate con i tuoi obiettivi di salute a lungo termine.

Tenere un Diario Alimentare

Un diario alimentare può essere uno strumento utile per tenere traccia di ciò che mangi e di come ti senti. Questo può aiutarti a identificare modelli o cibi specifici che potrebbero necessitare di aggiustamenti.

Monitorare l'assunzione di cibo può anche aiutare a rimanere consapevoli delle proprie abitudini alimentari e a fare scelte più informate.

Fare aggiustamenti alla dieta cheto carnivora dovrebbe essere un processo attento, consapevole e personalizzato. Ascoltando il proprio corpo, apportando cambiamenti graduali e valutando costantemente l'impatto di questi cambiamenti, è possibile mantenere la dieta efficace, piacevole e allineata con i tuoi obiettivi di salute e benessere a lungo termine.

13. Testimonianze e Storie di Successo

Il capitolo "Testimonianze e Storie di Successo" del libro "Dieta Cheto Carnivora per Principianti" è dedicato a condividere esperienze reali di individui che hanno intrapreso questo percorso alimentare. Queste storie servono non solo come fonte di ispirazione, ma anche come testimonianza tangibile degli impatti positivi che la dieta cheto carnivora può avere sulla salute, sul benessere e sullo stile di vita. Attraverso una varietà di racconti personali, i lettori possono scoprire come persone con diversi background, età e obiettivi di salute hanno adattato questa dieta alle loro esigenze e hanno vissuto trasformazioni significative.

Queste testimonianze coprono un ampio spettro di esperienze. Alcune raccontano di significative perdite di peso e di come la dieta cheto carnivora abbia fornito una soluzione dove altri approcci avevano fallito. Altre storie mettono in luce miglioramenti in condizioni di salute croniche, come il diabete di tipo 2, l'infiammazione e i problemi digestivi, evidenziando il potenziale impatto della dieta sulla salute metabolica e intestinale.

Oltre agli aspetti fisici, molte testimonianze toccano anche i cambiamenti nella qualità della vita, inclusi aumenti di energia, miglioramenti nella salute mentale, e una maggiore sensazione di benessere generale. Alcuni condividono come la dieta abbia influito positivamente sulle loro prestazioni atletiche, migliorando la resistenza, la forza e i tempi di recupero.

Queste storie personali sono accompagnate da riflessioni sugli aggiustamenti dello stile di vita, consigli pratici, e strategie per superare le sfide, offrendo ai lettori un quadro realistico e motivante di ciò che può essere raggiunto. Inoltre, queste testimonianze forniscono un senso di comunità e supporto, mostrando ai lettori che non sono soli nel loro viaggio verso una migliore salute e benessere.

Il capitolo "Testimonianze e Storie di Successo" rappresenta un elemento fondamentale del libro, offrendo una prospettiva umana e relazionale che va oltre i dati e le informazioni tecniche. Queste storie ispiratrici sono destinate a motivare, educare e fornire speranza a coloro che stanno considerando o già seguendo la dieta cheto carnivora.

Queste storie personali offrono una finestra unica sulle diverse sfaccettature e sui potenziali benefici di questo regime alimentare.

Le testimonianze raccolte in questo capitolo variano ampiamente, riflettendo la diversità degli individui che hanno adottato la dieta cheto carnivora. Alcune storie sono quelle di perdita di peso significativa, dove individui hanno trovato successo con la dieta cheto carnivora dopo anni di lotte con il proprio peso e con diete inefficaci. Questi racconti spesso condividono non solo i risultati ottenuti in termini di chili persi, ma anche come questo cambiamento abbia influenzato positivamente la loro autostima, la mobilità e la qualità della vita generale.

Altre storie si concentrano su miglioramenti in termini di salute e gestione di condizioni croniche. Ci sono testimonianze di persone che hanno sperimentato miglioramenti notevoli in condizioni come il diabete di tipo 2, sindrome dell'intestino irritabile, e infiammazione cronica. Questi racconti dettagliano non solo i cambiamenti nella dieta, ma anche come questi aggiustamenti abbiano influenzato il loro benessere quotidiano, riducendo i sintomi e, in alcuni casi, portando a una riduzione dell'uso di farmaci.

Inoltre, alcune storie evidenziano il miglioramento delle prestazioni fisiche e atletiche. Atleti, sia amatoriali che professionisti, condividono come la dieta cheto carnivora abbia influenzato la loro forza, resistenza e tempi di recupero. Questi esempi sono particolarmente ispiratori per coloro che cercano di migliorare le prestazioni sportive mantenendo una dieta rigorosa.

Anche l'impatto sulla salute mentale e sulla chiarezza cognitiva è un tema ricorrente in molte testimonianze. Individui descrivono come il passaggio a una dieta cheto carnivora abbia portato a una maggiore stabilità dell'umore, una migliore concentrazione e livelli generali di energia più elevati.

Ogni storia è accompagnata da riflessioni personali sul percorso intrapreso, offrendo consigli pratici e strategie che hanno aiutato queste persone a superare le sfide iniziali e ad adattarsi a un nuovo stile alimentare. Queste testimonianze non solo forniscono ispirazione, ma offrono anche una guida reale e pratica per chiunque stia considerando o iniziando la dieta cheto carnivora.

Alcune storie sono quelle di superamento di ostacoli significativi relativi alla salute. Ad esempio, ci sono racconti di persone che hanno lottato per anni con l'obesità o con condizioni metaboliche come l'ipertensione e il colesterolo alto. Attraverso la dieta cheto carnivora, hanno non solo visto un calo del peso e un miglioramento dei parametri di salute, ma hanno anche acquisito una nuova prospettiva sulla nutrizione e sul benessere generale. Questi racconti spesso sottolineano l'importanza dell'autoeducazione e di prendere in mano la propria salute.

Altre storie mettono in evidenza il viaggio emotivo e mentale. Per esempio, ci sono individui che, attraverso la dieta cheto carnivora, hanno trovato un modo per gestire meglio lo stress, l'ansia e persino la depressione. Il miglioramento dell'umore e la stabilità emotiva, spesso accennati in questi racconti, illustrano come i cambiamenti nella dieta possano avere un effetto profondo sul benessere mentale.

Interessante è anche il modo in cui alcune persone hanno sfruttato la dieta cheto carnivora per affrontare sfide legate all'invecchiamento e alla vitalità. Storie di individui più anziani che hanno recuperato energia, migliorato la mobilità, o persino invertito alcuni segni di invecchiamento, sono fonti di ispirazione, mostrando che non è mai troppo tardi per fare cambiamenti positivi nella propria vita.

Inoltre, ci sono testimonianze che riflettono le sfide sociali e di stile di vita. Come individui hanno navigato in contesti sociali e familiari, mantenendo la loro scelta di dieta, e come hanno trovato modi creativi per adattare la dieta cheto carnivora alle loro esigenze personali, culturali e sociali.

Queste storie personali offrono anche spunti pratici su come affrontare le difficoltà iniziali, come gestire la fame o la fatica durante la fase di adattamento, e come rimanere fedeli alla dieta in situazioni complicate. Molti condividono anche le loro strategie preferite per pasti deliziosi ma semplici, suggerimenti su snack e pasti veloci, e come mantenere un approccio equilibrato alla nutrizione.

La raccolta di storie personali e trasformazioni fornisce una potente testimonianza dell'impatto che la dieta cheto carnivora può avere su diversi aspetti della vita di una persona. Queste storie personali sono fonte di motivazione e ispirazione e servono come ricordo che, nonostante le sfide, i cambiamenti significativi sono possibili e raggiungibili.

Nell'approfondire l'idea "Analisi di Casi di Studio e Risultati" nel capitolo 13, mettiamo in luce come specifici casi di studio siano stati documentati per illustrare l'impatto concreto della dieta cheto carnivora su individui diversi. Questa sezione del libro non si limita solo a racconti aneddotici, ma esamina anche casi dettagliati dove sono stati registrati cambiamenti fisici, biochimici e fisiologici, fornendo così una visione più scientifica e approfondita dei risultati ottenuti.

In questi casi di studio, vengono analizzati diversi aspetti della dieta cheto carnivora, inclusi i suoi effetti sulla perdita di peso, sul metabolismo, sui parametri di salute come colesterolo, pressione sanguigna, livelli di zucchero nel sangue e su altri indicatori di salute. Ad esempio, un caso di studio potrebbe dettagliare il percorso di un individuo che ha seguito la dieta cheto carnivora per gestire il diabete di tipo 2, documentando non solo la perdita di peso ma anche i cambiamenti nei livelli di glicemia e nella necessità di farmaci.

Altri casi di studio potrebbero concentrarsi sull'efficacia della dieta nella riduzione dell'infiammazione, con particolare attenzione a condizioni come l'artrite o le malattie infiammatorie intestinali. Attraverso analisi prima e dopo l'adozione della dieta, questi studi offrono un quadro dettagliato dei cambiamenti fisici e del miglioramento della qualità della vita.

Viene anche data attenzione ai casi di miglioramento delle prestazioni atletiche, dove atleti di varie discipline hanno adottato la dieta cheto carnivora. Questi casi esaminano come la dieta influenzi aspetti come la resistenza, la forza, la composizione corporea e il recupero post-allenamento.

Importante in questa sezione è l'analisi dei dati raccolti attraverso esami di laboratorio e valutazioni mediche. Questi dati forniscono una base oggettiva per valutare i cambiamenti e i benefici della dieta, rendendo i casi di studio uno strumento prezioso per una comprensione più profonda e scientificamente fondata degli effetti della dieta cheto carnivora.

Inoltre, si discute di come questi risultati possano variare a seconda del contesto individuale, come età, sesso, stato di salute preesistente e livello di attività fisica. Questa considerazione aiuta a sottolineare l'importanza di un approccio personalizzato alla dieta e a evidenziare che i risultati possono differire da persona a persona.

Nei casi di studio presentati, viene data particolare attenzione alla varietà di sfide sanitarie affrontate dagli individui prima di adottare la dieta cheto carnivora. Ad esempio, alcuni studi possono concentrarsi su persone con resistenza all'insulina o sindrome metabolica, esaminando come la dieta cheto carnivora abbia influenzato questi parametri e portato a miglioramenti significativi nella sensibilità all'insulina.

Inoltre, alcuni casi di studio si concentrano sull'impatto psicologico e sul benessere mentale. Descrivono, ad esempio, come individui affetti da depressione o ansia abbiano sperimentato miglioramenti nel loro stato mentale, attribuendo questi cambiamenti alla dieta cheto carnivora e ai suoi effetti sulla chimica cerebrale e sull'energia.

Viene anche data importanza alle misurazioni oggettive, come i test del sangue, che forniscono dati concreti sui cambiamenti nei livelli di lipidi, marcatori infiammatori, e profili ormonali. Questi dati aiutano a comprendere non solo i risultati visibili, ma anche i cambiamenti interni che si verificano a seguito dell'adozione della dieta.

Un aspetto fondamentale in questi casi di studio è la diversità dei partecipanti. Ciò dimostra che, nonostante la dieta cheto carnivora possa essere vantaggiosa per molti, richiede un approccio personalizzato. Ad esempio, un caso di studio potrebbe illustrare come una persona con un alto livello di attività fisica abbia aggiustato la sua assunzione di proteine e grassi per ottimizzare le prestazioni e il recupero.

Infine, questi casi di studio affrontano anche le sfide e le difficoltà incontrate durante l'adozione della dieta. Si discute di come gli individui abbiano superato ostacoli come la "keto flu", la gestione della vita sociale e familiare, e l'adattamento a un nuovo stile di vita. Questi racconti offrono non solo un'immagine realistica della transizione alla dieta cheto carnivora, ma forniscono anche strategie pratiche per superare tali sfide.

L'analisi di casi di studio e risultati è un elemento cruciale nel fornire una comprensione profonda e basata su evidenze dei benefici e delle sfide della dieta cheto carnivora. Attraverso una varietà di esperienze personali e risultati scientifici, questa sezione del libro aiuta a dipingere un quadro chiaro e onesto di cosa significa intraprendere questo percorso alimentare.

Questa sezione del libro mira a fornire una visione olistica degli effetti che la dieta può avere non solo sulla salute fisica, ma anche sul benessere emotivo, sociale e psicologico delle persone.

Le storie raccolte in questo capitolo illustrano come la dieta cheto carnivora abbia portato a miglioramenti tangibili nella qualità della vita dei suoi seguaci. Molti individui riportano un aumento generale dei livelli di energia, permettendo loro di essere più attivi e partecipare a più attività durante la giornata. Questo aumento di vitalità si traduce spesso in una maggiore produttività sia nel lavoro che nelle attività ricreative.

Un tema ricorrente nelle testimonianze è il miglioramento della qualità del sonno. Le persone spesso descrivono un sonno più profondo e riposante, che a sua volta migliora la concentrazione, l'umore e la capacità di gestire lo stress quotidiano. Questo cambiamento può avere un impatto profondo sulla salute mentale e sul benessere generale.

In termini di salute emotiva e psicologica, molti individui raccontano di aver sperimentato una riduzione dell'ansia e della depressione. La dieta cheto carnivora, con il suo effetto stabilizzante sui livelli di zucchero nel sangue e l'energia, può contribuire a una maggiore stabilità emotiva. Inoltre, il successo nella perdita di peso e nel miglioramento della salute fisica spesso porta a un aumento dell'autostima e della fiducia in sé stessi.

L'impatto sociale della dieta è anche un fattore significativo. Mentre alcuni trovano sfide nell'adattarsi a situazioni sociali come mangiare fuori o partecipare a eventi, molti riportano di aver sviluppato una maggiore consapevolezza e controllo sulle proprie scelte alimentari. Questa autonomia porta spesso a un rapporto più sano con il cibo e una maggiore facilità nel mantenere uno stile di vita sociale attivo pur aderendo alla dieta.

Inoltre, le testimonianze toccano l'aspetto della gestione di condizioni mediche croniche. Per molti, la dieta cheto carnivora ha significato una riduzione della dipendenza dai farmaci e una migliore gestione dei sintomi legati a condizioni come il diabete, l'infiammazione cronica e le malattie autoimmuni. Questi cambiamenti possono avere un impatto profondamente liberatorio sulla qualità della vita, riducendo il peso delle malattie croniche.

Le testimonianze raccolte evidenziano come le persone abbiano sperimentato miglioramenti significativi nella gestione del peso. Molti descrivono una riduzione del peso corporeo che ha portato a benefici tangibili come una maggiore mobilità, un miglioramento dell'aspetto fisico e, in molti casi, una riduzione del rischio di malattie correlate all'obesità. Questi cambiamenti spesso si traducono in un aumento della fiducia in sé e in un miglioramento dell'immagine corporea.

Un aspetto fondamentale riguarda anche il rapporto migliorato con il cibo. Diverse persone raccontano di aver superato sfide come la dipendenza dallo zucchero o i disturbi alimentari. La dieta cheto carnivora viene spesso descritta come un mezzo per ristabilire un rapporto sano con il cibo, dove la fame e la sazietà sono meglio regolate e dove il cibo è visto come nutrimento piuttosto che come fonte di conforto emotivo o stress.

Numerosi individui riportano benefici in termini di chiarezza mentale e concentrazione. Descrivono come la dieta cheto carnivora abbia ridotto la "nebbia mentale", migliorato la concentrazione e incrementato la produttività sia nel lavoro che negli studi. Questi effetti sono spesso attribuiti alla stabilizzazione dei livelli di zucchero nel sangue e a un approvvigionamento energetico più costante e duraturo per il cervello.

Un'altra dimensione importante è l'impatto sulla vita sociale e familiare. Nonostante le sfide iniziali nell'adattarsi a un nuovo regime alimentare, molte persone raccontano di aver trovato nuovi modi per connettersi con amici e familiari attraverso il cibo. Che si tratti di introdurre amici a nuovi piatti o di trovare modi creativi per partecipare a eventi sociali senza compromettere la propria dieta, queste esperienze spesso arricchiscono le relazioni sociali.

Infine, alcune storie evidenziano come la dieta cheto carnivora abbia fornito a molti un senso di controllo sulla propria salute. Questo senso di agenzia e autonomia non solo migliora la salute fisica, ma contribuisce anche a un senso generale di benessere e a una prospettiva positiva sulla vita.

In conclusione, l'analisi dell'impatto della dieta cheto carnivora sulla qualità della vita dimostra che i cambiamenti alimentari possono avere effetti profondi e trasformativi. Queste storie personali forniscono non solo ispirazione, ma anche una visione concreta di come un approccio olistico alla nutrizione possa migliorare in modo significativo la salute fisica, mentale ed emotiva.

Nel capitolo 13, sotto l'argomento "Consigli e Suggerimenti dai Partecipanti", raccogliamo preziosi consigli pratici e suggerimenti direttamente da coloro che hanno adottato e prosperato seguendo la dieta cheto carnivora. Questa sezione è una raccolta di saggezza pratica, trucchi e strategie che persone reali hanno scoperto e sviluppato nel loro viaggio con la dieta cheto carnivora. Questi consigli sono particolarmente utili per i principianti che stanno cercando di navigare le complessità iniziali e le sfide della dieta.

Uno dei temi comuni nei consigli è l'importanza della preparazione. Molti sottolineano come la pianificazione anticipata dei pasti possa essere essenziale per evitare decisioni alimentari impulsive che potrebbero non essere in linea con la dieta. Consigliano di avere sempre a disposizione opzioni alimentari cheto carnivore, sia a casa che mentre si è in movimento, per ridurre la tentazione di deviare dalla dieta.

Un altro suggerimento frequente riguarda l'ascolto del proprio corpo. I partecipanti condividono l'importanza di essere attenti ai segnali del corpo e di aggiustare la dieta di conseguenza. Questo può includere aggiustamenti nelle proporzioni di grassi e proteine, l'esperimento con diversi tipi di alimenti all'interno del regime cheto carnivoro e l'aggiustamento del timing dei pasti in base a come ci si sente.

Inoltre, molti parlano dell'importanza di essere pazienti e dare tempo al corpo per adattarsi alla nuova dieta. Condividono esperienze sulla "keto flu" e su come superarla, suggerendo strategie come assicurarsi di ottenere abbastanza elettroliti e rimanere idratati.

I partecipanti offrono anche consigli su come gestire situazioni sociali e familiari. Ad esempio, condividono strategie su come spiegare la propria scelta dietetica agli altri in modo non confortativo, o come gestire pasti fuori casa o eventi sociali senza compromettere la propria dieta.

Alcuni consigli sono specificamente rivolti a coloro che potrebbero avere particolari sfide, come atleti o persone con condizioni mediche specifiche. Questi suggerimenti spesso riguardano l'aggiustamento della dieta per soddisfare esigenze energetiche più elevate o per gestire in modo sicuro la condizione medica.

Molti partecipanti condividono consigli motivazionali e ispiratori. Parlano dell'importanza di celebrare i piccoli successi, di non essere troppo duri con sé stessi in caso di errori o deviazioni occasionali e di mantenere una prospettiva a lungo termine sul viaggio della dieta.

Questi suggerimenti forniscono una guida pratica e reale, basata su vissuti concreti, che può essere particolarmente utile per chi è nuovo a questo stile di vita o sta cercando di superare ostacoli specifici.

Un tema ricorrente nei consigli dei partecipanti riguarda la gestione degli inizi della dieta. Molte persone sottolineano l'importanza di iniziare gradualmente, introducendo modifiche alla dieta passo dopo passo piuttosto che fare cambiamenti drastici tutto in una volta. Consigliano di iniziare eliminando zuccheri e carboidrati raffinati e poi procedere eliminando gradualmente altri carboidrati mentre si aumenta l'assunzione di proteine e grassi.

La necessità di educare sé stessi sulla dieta cheto carnivora è un altro suggerimento chiave. I partecipanti incoraggiano a leggere libri, articoli e ricerche per comprendere meglio come funziona la dieta, quali alimenti sono permessi e quali dovrebbero essere evitati, e come questo stile alimentare influisce sul corpo.

Molti condividono anche suggerimenti pratici su come fare la spesa e preparare i pasti. Ad esempio, consigliano di focalizzarsi su carni di qualità, pesce e uova, e di esplorare varie opzioni di cottura come grigliare, arrostire o cuocere a fuoco lento per mantenere i pasti interessanti e gustosi.

L'importanza di ascoltare il proprio corpo è un tema centrale. I partecipanti enfatizzano la necessità di essere attenti ai segnali del corpo, come la fame, la sazietà, i livelli di energia, e di aggiustare la dieta di conseguenza. Sottolineano che non esiste un approccio unico per tutti e che ognuno potrebbe aver bisogno di aggiustare diversamente le proporzioni di grassi, proteine e il timing dei pasti.

Un altro aspetto importante riguarda la gestione delle aspettative. I partecipanti ricordano che mentre alcuni possono vedere risultati rapidi, per altri i cambiamenti possono richiedere più tempo. Consigliano di non scoraggiarsi e di rimanere coerenti con la dieta, ricordando che la perseveranza è spesso la chiave del successo.

Inoltre, molti sottolineano l'importanza di supporto e comunità. Condividere esperienze, sfide e successi con altri che seguono la dieta cheto carnivora può fornire supporto morale, nuove idee e motivazione. Partecipare a gruppi online, forum o gruppi di supporto locali può essere un ottimo modo per connettersi con altri nel percorso cheto carnivoro.

Infine, i partecipanti offrono consigli su come mantenere la dieta a lungo termine. Parlano dell'importanza di trovare un equilibrio che funzioni per la propria vita, integrando la dieta in modo che diventi una parte sostenibile del proprio stile di vita piuttosto che una soluzione temporanea.

"Consigli e Suggerimenti dai Partecipanti" offrono un tesoro di conoscenze pratiche e strategie testate che possono aiutare chiunque sia interessato a iniziare o migliorare il proprio viaggio con la dieta cheto carnivora. Queste esperienze condivise non solo ispirano, ma offrono anche consigli tangibili e realistici per navigare e prosperare con questa dieta.

Ci focalizziamo sull'importanza di alimentare costantemente la motivazione e di trovare ispirazione per mantenere o adottare uno stile di vita cheto carnivoro. Questa sezione del libro è dedicata a fornire ai lettori un impulso morale e un senso di incoraggiamento, indispensabili per intraprendere e proseguire con successo in un percorso che può essere impegnativo ma estremamente gratificante.

In questa parte del libro, vengono condivise storie motivazionali di persone che hanno superato sfide notevoli grazie alla dieta cheto carnivora. Queste storie non sono solo racconti di successo in termini di risultati di salute o perdita di peso, ma includono anche esperienze di trasformazione personale, come il superamento di ostacoli mentali, il raggiungimento di una nuova autostima e la riscoperta di una passione per una vita attiva e sana.

Si sottolinea l'importanza del mantenimento della motivazione attraverso obiettivi a breve e lungo termine. I lettori sono incoraggiati a fissare obiettivi realistici e raggiungibili, che possono variare dall'ottenimento di specifici traguardi di salute a miglioramenti nella qualità della vita. Questi obiettivi fungono da pietre miliari per celebrare il progresso e mantenere alta la motivazione.

Inoltre, vengono condivisi consigli su come mantenere alta l'ispirazione. Questo può includere il seguire storie di successo di altre persone nei social media, partecipare a comunità online o gruppi di supporto, o leggere libri e articoli che rafforzano i benefici della dieta cheto carnivora. L'idea è di circondarsi di storie e informazioni che ricordano continuamente i benefici e il potenziale di questa scelta di vita.

La sezione offre anche strategie per superare i periodi di scoraggiamento. Vengono discussi i momenti in cui la motivazione può vacillare - come durante le festività, in periodi di stress elevato o quando i progressi sembrano rallentare. Viene fornito supporto pratico su come navigare questi periodi difficili senza deviare dal percorso.

L'importanza del riconoscimento e della celebrazione dei successi viene messa in evidenza. Celebrare i piccoli successi lungo il cammino non solo rafforza la motivazione ma aiuta anche a costruire una mentalità positiva e resiliente.

Il capitolo sottolinea l'importanza di vedere la dieta cheto carnivora non come una restrizione, ma come un percorso verso una vita più sana e soddisfacente. Attraverso storie ispiratrici e consigli pratici, i lettori sono incoraggiati a guardare oltre la dieta stessa e a vedere i cambiamenti positivi che possono apportare in ogni aspetto della loro vita.

1. Storie di Trasformazione

Si condividono storie approfondite di individui che non solo hanno visto cambiamenti fisici grazie alla dieta cheto carnivora, ma hanno anche sperimentato un profondo rinnovamento nella loro visione della vita e nella loro auto percezione.

Queste narrazioni approfondiscono come le persone abbiano superato sfide personali, sia fisiche che mentali, grazie alla forza e alla disciplina guadagnate attraverso il loro percorso dietetico.

2. Importanza del Supporto della Comunità

Viene enfatizzata l'importanza del supporto della comunità nel viaggio cheto carnivoro. Partecipare a gruppi, forum online o incontri locali può fornire un senso di appartenenza e un luogo per condividere esperienze, sfide e consigli.

Storie reali dimostrano come il sostegno reciproco possa essere una forza potente per mantenere la motivazione e superare gli ostacoli.

3. Superare Gli Alti e Bassi

Il libro affronta la realtà dei momenti di scoraggiamento che possono accompagnare qualsiasi percorso di cambiamento dello stile di vita. Si forniscono strategie per rimanere motivati anche quando i progressi sembrano rallentare o quando si incontrano difficoltà.

Consigli pratici su come affrontare e superare le tentazioni, gestire le ricadute e mantenere una prospettiva positiva sono condivisi per aiutare i lettori a rimanere in pista.

4. Celebrare Ogni Piccolo Successo

Si sottolinea l'importanza di celebrare ogni piccolo passo avanti. Riconoscere e gioire per i piccoli traguardi può rafforzare la motivazione e contribuire a costruire una mentalità resiliente.

Vengono forniti esempi concreti di piccoli traguardi che possono essere celebrati, come miglioramenti nei livelli di energia, scelte alimentari consapevoli, o anche semplicemente il rifiuto di cibi non compatibili con la dieta.

5. Trovare Ispirazione nella Vita Quotidiana

Il capitolo incoraggia i lettori a trovare ispirazione nella vita di tutti i giorni - che si tratti di cucinare un nuovo piatto cheto, provare un nuovo tipo di attività fisica, o semplicemente godersi il miglioramento della salute e del benessere.

Si suggerisce di documentare il proprio viaggio attraverso diari, blog o anche condivisioni sui social media, che possono servire come diario di bordo personale e fonte di ispirazione per gli altri.

6. Mantenere una Visione a Lungo Termine

Infine, si incoraggia i lettori a mantenere una visione a lungo termine. La dieta cheto carnivora non è presentata come una soluzione rapida, ma come parte di un impegno più ampio verso un benessere duraturo.

La sezione ispira i lettori a pensare oltre la semplice perdita di peso o miglioramenti fisici, e a considerare come questo stile di vita possa influenzare positivamente tutti gli aspetti della loro vita.

"Motivazione e Ispirazione per i Lettori" mira a essere una fonte di forza e ispirazione continua. Attraverso storie condivise, consigli pratici e incoraggiamento, il capitolo si propone di essere un alleato costante per i lettori nel loro viaggio verso una vita più sana e soddisfacente con la dieta cheto carnivora.

14. Affrontare le Critiche e i Dubbi

Data la natura unica e a volte controversa della dieta cheto carnivora, non è raro incontrare critiche, sia da parte di conoscenti che da voci interne di dubbio. Questo capitolo fornisce strumenti e strategie per affrontare efficacemente queste sfide, sostenendo i lettori nel mantenere la loro scelta di stile di vita in maniera informata e fiduciosa.

Una parte significativa del capitolo è dedicata a come rispondere alle critiche esterne. Spesso, queste provengono da familiari, amici o colleghi che potrebbero avere idee preconcette o informazioni errate sulla dieta cheto carnivora. Si offrono consigli su come comunicare efficacemente e serenamente i benefici e la logica dietro questa scelta alimentare, sottolineando l'importanza di basarsi su fatti e ricerche piuttosto che su emozioni o dibattiti accesi.

Si affronta anche il tema dei dubbi interni, che possono sorgere a seguito di informazioni contrastanti, storie di insuccesso o semplicemente a causa delle sfide intrinseche nel mantenere un cambiamento di stile di vita. Il capitolo fornisce strategie per rafforzare la fiducia in sé stessi e la determinazione, suggerendo modi per ricercare informazioni affidabili e rimanere aggiornati sugli ultimi studi e scoperte riguardanti la dieta cheto carnivora.

Inoltre, viene data attenzione a come gestire la pressione sociale e i commenti negativi, specialmente in situazioni come eventi sociali o pasti di gruppo. Vengono offerte strategie pratiche per mantenere la calma e la cordialità, anche quando si è messi alla prova da opinioni contrarie o mal informate.

Il capitolo sottolinea anche l'importanza dell'autoeducazione continua. Con una solida comprensione dei principi e dei benefici della dieta cheto carnivora, i lettori possono sentirsi più sicuri nel loro percorso e preparati ad affrontare le critiche in modo costruttivo e informato.

"Affrontare le Critiche e i Dubbi" incoraggia i lettori a vedere ogni sfida
come un'opportunità per crescere e apprendere, sia nel loro viaggio
personale con la dieta sia nella loro capacità di comunicare
efficacemente le loro scelte di vita. Questo capitolo non solo rafforza i
lettori di fronte alle sfide esterne, ma li aiuta anche a costruire una
relazione più forte e fiduciosa con la loro scelta di stile di vita.

Ci concentriamo su come affrontare in modo efficace e informato le domande e le critiche frequentemente rivolte alla dieta cheto carnivora. Questa sezione del libro è progettata per equipaggiare i lettori con risposte ponderate e basate su fatti, aiutandoli a navigare nelle conversazioni che possono sorgere intorno a questa scelta dietetica, spesso considerata non convenzionale.

Uno degli aspetti trattati è come rispondere alle preoccupazioni sulla salute, come le domande sul rischio di malattie cardiache a causa dell'alto consumo di grassi saturi. In questo contesto, si suggerisce di riferirsi a ricerche e studi recenti che sfatano alcuni dei miti comuni sui grassi saturi e sul loro impatto sulla salute del cuore. Inoltre, si consiglia di evidenziare come la dieta cheto carnivora possa migliorare vari marker di salute, come la riduzione dei trigliceridi e l'aumento del colesterolo HDL ("buono").

Un'altra critica comune riguarda la sostenibilità a lungo termine della dieta e il rischio di carenze nutrizionali. Qui, si può spiegare come la dieta cheto carnivora, se seguita correttamente, possa fornire tutti i nutrienti essenziali attraverso un'ampia varietà di alimenti di origine animale, e come molti seguaci della dieta sperimentino miglioramenti duraturi nella loro salute e benessere.

La sezione tratta anche di come rispondere a domande sulla mancanza di varietà nella dieta cheto carnivora. Una risposta efficace potrebbe essere condividere la propria esperienza personale sulla varietà di piatti e ricette che possono essere creati anche all'interno delle restrizioni di questa dieta, enfatizzando l'ampio spettro di carni, pesce, uova e latticini che possono essere inclusi. In questo caso, si può discutere di pratiche sostenibili di allevamento e di pesca, e di come scegliere fonti di cibo responsabili possa contribuire a un impatto ambientale positivo.

Viene sottolineata l'importanza di mantenere una comunicazione aperta e rispettosa. Invece di entrare in confronti diretti o dibattiti, si suggerisce di ascoltare le preoccupazioni altrui e di condividere informazioni in modo calmo e informato, creando un dialogo costruttivo piuttosto che uno scontro. Un punto che viene frequentemente sollevato riguarda l'equilibrio della dieta e la possibile monotonia dei cibi. Qui, i lettori sono incoraggiati a parlare della vasta gamma di opzioni disponibili all'interno della dieta cheto carnivora, come diverse varietà di carne, pesce, uova e prodotti lattiero-caseari. Si suggerisce di condividere esempi personali di come si possano creare pasti variati e nutritivi, sottolineando che la dieta non si limita a una piccola selezione di alimenti, ma offre invece un'ampia varietà di scelte gustose e soddisfacenti.

Affrontare le preoccupazioni sulla salute a lungo termine è un altro aspetto critico. Per rispondere a questo, è utile citare studi e ricerche che mostrano gli effetti benefici della dieta cheto carnivora, come il miglioramento dei livelli di zucchero nel sangue, la riduzione dell'infiammazione e la stabilizzazione dei livelli di energia. Si può anche discutere di come la dieta cheto carnivora possa essere personalizzata per adattarsi alle esigenze individuali e di come molte persone abbiano sperimentato miglioramenti significativi nella loro salute e benessere complessivo.

Le preoccupazioni etiche e ambientali sono spesso citate in relazione alla dieta cheto carnivora. In questi casi, è utile discutere delle pratiche sostenibili di produzione alimentare e di come scegliere fonti responsabili di carne e prodotti animali possa effettivamente contribuire a pratiche alimentari più etiche e sostenibili. Si può anche parlare dell'importanza di supportare gli agricoltori locali e di pratiche come il pascolo rotativo, che possono avere un impatto ambientale positivo.

È importante sottolineare che, sebbene si possa difendere e spiegare la propria dieta, è altrettanto cruciale rispettare le scelte dietetiche degli altri e evitare dibattiti o discussioni conflittuali. L'obiettivo dovrebbe essere quello di condividere informazioni in modo educato e aperto, piuttosto che convincere gli altri a cambiare il loro modo di pensare. Essere ben informati non solo rafforza la propria decisione di seguire la dieta cheto carnivora, ma permette anche di condividere questa scelta con gli altri in modo più efficace e convincente.

Una componente fondamentale per mantenere la fiducia è l'autoeducazione continua. Il capitolo incoraggia i lettori a rimanere aggiornati con le ultime ricerche e studi sulla dieta cheto carnivora. Questo non solo rafforza la comprensione dei principi e dei benefici della dieta, ma fornisce anche una base solida per rispondere a eventuali critiche o dubbi, sia personali che da parte di altri.

Viene anche discusso l'importanza di collegarsi con una comunità di supporto. Che si tratti di gruppi online, forum, o incontri locali, condividere esperienze e sfide con altri che seguono la stessa dieta può essere estremamente incoraggiante. Queste comunità possono fornire consigli pratici, supporto emotivo e un senso di appartenenza, tutti elementi che possono rafforzare la fiducia nella scelta dietetica.

Il capitolo sottolinea anche la necessità di celebrare i propri successi. Riconoscere e apprezzare i progressi, indipendentemente da quanto siano piccoli, può avere un impatto significativo sulla fiducia in se stessi. Che si tratti di miglioramenti nella salute, nella forma fisica o semplicemente nella sensazione di benessere generale, dare valore a questi successi aiuta a consolidare la decisione di adottare e mantenere la dieta.

Un altro aspetto trattato è l'importanza di ascoltare il proprio corpo e adattare la dieta alle proprie esigenze individuali. La dieta cheto carnivora non è monolitica e può essere adattata per soddisfare le esigenze e le circostanze personali. Sentirsi a proprio agio nell'aggiustare la dieta per renderla più sostenibile e piacevole può rafforzare la sensazione di controllo e fiducia nella propria scelta.

Si suggerisce di tornare alle ragioni originali per cui si è scelta la dieta cheto carnivora e di riflettere sui benefici che si sono già ottenuti. Inoltre, si consiglia di cercare il sostegno di professionisti della salute, come nutrizionisti o medici, che possono offrire una prospettiva esterna oggettiva e rassicurante.

1.   **Riflessione Personale e Obiettivi a Lungo Termine**

Si incoraggia i lettori a fare una riflessione profonda sui motivi
personali che li hanno portati a scegliere la dieta cheto carnivora.
Comprendere e ricordare costantemente queste motivazioni può
servire come un potente promemoria dei propri obiettivi a lungo
termine.

Stabilire obiettivi chiari e misurabili può aiutare a mantenere la
prospettiva e la motivazione, soprattutto durante i periodi di stallo o di
difficoltà.

2.   **Documentazione e Monitoraggio dei Progressi**

Tenere un diario alimentare o un registro dei progressi può essere un
ottimo modo per tracciare i cambiamenti e rafforzare la percezione dei
benefici conseguiti. Questo può includere note su miglioramenti nella
salute, variazioni di peso, livelli di energia, e sentimenti generali di
benessere.

Rivedere periodicamente questi progressi può fornire un impulso
motivazionale e un valido promemoria dei benefici conseguiti grazie
alla dieta.

3.   **Educazione e Ricerca Personale**

Continuare a educarsi sulla scienza e la ricerca dietro la dieta cheto
carnivora. Leggere libri, articoli scientifici, e ascoltare podcast da
esperti nel campo può fornire una base solida di conoscenze e
rafforzare la convinzione nelle proprie scelte.

Essere informati consente anche di rispondere in modo più efficace
alle critiche e alle domande, aumentando così la fiducia nelle proprie
decisioni.

4.   **Condivisione e Connessione**

Condividere la propria esperienza con altri può essere incredibilmente
rafforzante. Che si tratti di condividere la propria storia in un blog, un
gruppo di social media, o semplicemente con amici e familiari, parlare

dei propri successi e sfide può rafforzare l'impegno personale e ispirare gli altri.

Partecipare a gruppi di supporto, sia online che di persona, può offrire un senso di comunità e solidarietà, che è essenziale per mantenere la motivazione e la fiducia.

5. Affrontare le Sfide con Positività

Imparare a vedere le sfide come opportunità di crescita e apprendimento. Ogni ostacolo superato può aumentare la fiducia nelle proprie capacità e nella propria forza di volontà.

Adottare un approccio positivo e soluzioni creative per superare gli ostacoli può trasformare le sfide in trampolini di lancio per un maggiore successo.

6. Attenzione alla Salute Mentale e Emotiva

Prendersi cura della propria salute mentale ed emotiva è fondamentale. Praticare tecniche di riduzione dello stress come la meditazione, l'esercizio fisico regolare, o attività ricreative può aiutare a mantenere un approccio equilibrato e sano alla dieta.

Riconoscere e celebrare anche i piccoli successi può avere un impatto significativo sul morale e sulla motivazione. Attraverso l'auto-riflessione, l'educazione, la condivisione, la gestione delle sfide e la cura della salute mentale ed emotiva, i lettori possono trovare la forza e la determinazione per perseverare e prosperare in questo stile di vita.

Questo aspetto è fondamentale poiché i professionisti della salute svolgono un ruolo cruciale nel fornire supporto, consigli e monitoraggio per chi intraprende questa dieta. In questa sezione, vengono forniti consigli pratici per creare un dialogo produttivo e costruttivo con i professionisti del settore.

1. Preparazione per le Consultazioni

Si suggerisce ai lettori di prepararsi adeguatamente prima di un appuntamento con un professionista della salute. Questo include la raccolta di informazioni pertinenti come la cronologia alimentare recente, eventuali cambiamenti nella salute fisica o sintomi notati, e qualsiasi domanda specifica sulla dieta cheto carnivora.

È utile anche documentare i propri progressi, inclusi miglioramenti nel benessere generale o risultati di esami del sangue, per avere una discussione informata.

2. Comunicazione Aperta e Onesta

I lettori sono incoraggiati a essere onesti e aperti nel discutere della loro scelta di seguire la dieta cheto carnivora. Condividere i motivi personali per questa scelta, le aspettative e qualsiasi preoccupazione può aiutare il professionista della salute a comprendere meglio il contesto e fornire consigli appropriati.

È importante anche esprimere eventuali preoccupazioni o dubbi riguardo la dieta, in modo che possano essere affrontati direttamente dal professionista.

3. Ascoltare e Valutare i Consigli Professionali

Mentre è essenziale esprimere la propria prospettiva, è altrettanto importante ascoltare attentamente i consigli e le raccomandazioni del professionista. Essi possono offrire una preziosa prospettiva basata sulla conoscenza medica e sull'esperienza con altri pazienti.

Se un professionista della salute esprime preoccupazioni o suggerimenti, valutarli attentamente e chiedere chiarimenti o ulteriori informazioni può essere utile.

4. Ricerca di Professionisti Aperti e Informati

Se possibile, cercare di lavorare con professionisti della salute che hanno una comprensione o un interesse nella dieta cheto carnivora o in approcci alimentari non convenzionali. Essi possono essere più aperti a discutere e supportare questa scelta dietetica.

In alcuni casi, potrebbe essere necessario consultare diversi professionisti per trovare quello più in linea con le proprie esigenze e convinzioni.

5. Mantenere un Approccio Collaborativo

Approcciare le consultazioni come un'opportunità per collaborare con il professionista della salute, piuttosto che come un confronto. Il dialogo dovrebbe essere visto come un mezzo per ottenere il miglior risultato possibile per la salute e il benessere.

Essere disposti a considerare aggiustamenti o compromessi sulla base delle raccomandazioni del professionista, pur rimanendo fedeli ai propri principi e obiettivi di salute.

6. Sottolineare i Benefici Personali Esperiti

È utile condividere con i professionisti della salute i benefici personali che si sono sperimentati da quando si segue la dieta cheto carnivora. Questo può includere miglioramenti come perdita di peso, aumento dell'energia, miglioramento di parametri metabolici, o qualsiasi altro cambiamento positivo nella salute e nel benessere.

Raccontare queste esperienze personali può aiutare il professionista a comprendere meglio il contesto e l'impatto positivo che la dieta ha avuto sulla vita del paziente.

7. Chiedere e Valutare Feedback Specifici

Chiedere ai professionisti della salute feedback specifici su aspetti particolari della dieta, come l'equilibrio dei macro-nutrienti, l'integrazione di vitamine e minerali, o la gestione di condizioni sanitarie preesistenti.

Discutere eventuali preoccupazioni specifiche, come il rischio di carenze nutrizionali o l'impatto a lungo termine sulla salute, e valutare attentamente i loro consigli e raccomandazioni.

8. Essere Aperti a Diverse Prospettive

Mentre è importante sostenere la propria scelta dietetica, è anche essenziale essere aperti a diverse prospettive mediche e nutrizionali. I professionisti della salute possono offrire un punto di vista diverso che può essere utile nel valutare e ottimizzare la propria dieta.

Essere disposti a discutere e considerare eventuali aggiustamenti consigliati dal professionista, purché si allineino con gli obiettivi e le esigenze personali di salute.

9. Documentazione e Monitoraggio

Portare documentazione o dati che supportino la propria scelta, come articoli di ricerca, dati di monitoraggio personale (es. livelli di chetoni, esami del sangue), o registrazioni di miglioramenti nella salute.

Questi dati possono essere utili per fornire una base concreta durante la discussione e per mostrare l'impegno personale nella gestione della propria salute.

10. Costruire una Relazione di Fiducia

Sviluppare una relazione di fiducia con i professionisti della salute è fondamentale. Questo significa trovare medici o nutrizionisti che rispettino le scelte personali e che siano disposti a lavorare insieme per ottimizzare la salute del paziente.

Una comunicazione onesta e regolare può aiutare a costruire questa relazione di fiducia e a garantire che entrambe le parti lavorino insieme per il miglior interesse del paziente.

Attraverso una preparazione adeguata, una comunicazione aperta e il rispetto delle prospettive professionali, i lettori possono garantire di ricevere il supporto e la guida necessari per seguire con successo e in sicurezza la dieta cheto carnivora.

Nonostante i principi generali della dieta cheto carnivora siano gli stessi per tutti, l'approccio pratico e l'attuazione possono e dovrebbero variare a seconda delle esigenze personali di ciascuno. Qui, vengono forniti suggerimenti e strategie per personalizzare la dieta in modo che si adatti meglio allo stile di vita, ai bisogni nutrizionali e agli obiettivi di salute di ciascun individuo.

Ascoltare il Proprio Corpo

- Una componente chiave del bilanciamento della dieta con le esigenze personali è ascoltare attivamente il proprio corpo. I lettori vengono incoraggiati a prestare attenzione ai segnali del corpo, come livelli di energia, sensazioni di fame e sazietà, e come si sentono dopo aver mangiato determinati alimenti.
- Si suggerisce di annotare come diversi tipi di cibo influenzano il benessere fisico e mentale, in modo da poter aggiustare la dieta di conseguenza.

Personalizzazione Basata su Attività e Stile di Vita

- Il libro fornisce consigli su come adattare la dieta cheto carnivora a seconda del livello di attività fisica e dello stile di vita. Ad esempio, qualcuno che conduce uno stile di vita molto attivo potrebbe aver bisogno di aggiustare l'apporto di proteine e calorie per supportare le esigenze energetiche.
- Si discute anche di come bilanciare la dieta per coloro che hanno uno stile di vita più sedentario, enfatizzando l'importanza di ascoltare il proprio corpo e aggiustare le porzioni e la composizione dei nutrienti di conseguenza.

Gestione delle Condizioni di Salute Preesistenti

- Per coloro che hanno condizioni mediche preesistenti, come il diabete o problemi cardiovascolari, si forniscono indicazioni su come bilanciare la dieta cheto carnivora con queste condizioni.

- Il capitolo suggerisce di collaborare strettamente con un professionista della salute per assicurarsi che la dieta sia adeguata e non interferisca con il trattamento di queste condizioni.

Aspetti Emotivi e Psicologici

- Si riconosce anche l'importanza degli aspetti emotivi e psicologici nel seguire una dieta. Il capitolo fornisce consigli su come gestire le voglie, mantenere un rapporto sano con il cibo e come affrontare eventuali sensi di colpa o ansia legati al cibo.
- Vengono fornite strategie per mantenere un equilibrio tra il rispetto delle linee guida della dieta e l'ascolto delle proprie esigenze emotive.

Flessibilità e Adattabilità

- Il capitolo sottolinea l'importanza di essere flessibili e adattabili. Anche se la dieta cheto carnivora ha linee guida specifiche, è essenziale adattarle in modo che si adattino alla vita reale e alle esigenze individuali.
- Si incoraggia a fare aggiustamenti quando necessario e a non vedere questi cambiamenti come fallimenti, ma come parte di un approccio equilibrato e sostenibile alla dieta e alla salute.

Adattamento ai Cambiamenti di Vita

- La dieta cheto carnivora può richiedere aggiustamenti in risposta a cambiamenti nella vita come gravidanza, menopausa, cambiamenti nella routine lavorativa o livelli di stress. Il capitolo offre suggerimenti su come aggiustare l'assunzione di nutrienti e l'approccio dietetico in queste diverse fasi della vita.
- Viene sottolineata l'importanza di ascoltare il proprio corpo e di fare cambiamenti gradualmente, monitorando come ci si sente per assicurarsi che la dieta continui a soddisfare le esigenze in evoluzione.

Equilibrio con le Preferenze Alimentari

- Si discute di come incorporare le preferenze alimentari individuali all'interno dei limiti della dieta cheto carnivora. Questo può includere trovare alternative cheto-compatibili per i cibi preferiti o sperimentare con nuove ricette che si allineano sia con i gusti personali che con le linee guida della dieta.
- Il capitolo incoraggia la creatività in cucina e l'esplorazione di un'ampia varietà di alimenti permessi nella dieta cheto carnivora per mantenere il piacere di mangiare.

Gestione delle Condizioni Fisiche Specifiche

- Per coloro che hanno specifiche esigenze fisiche, come atleti o persone con condizioni mediche, il capitolo offre consigli su come personalizzare la dieta per supportare queste esigenze.
- Questo può includere aggiustamenti nel bilancio dei macronutrienti, nell'integrazione di specifici nutrienti, o nella frequenza dei pasti. Si suggerisce di collaborare con un nutrizionista o un medico per assicurarsi che la dieta supporti in modo ottimale le esigenze fisiche specifiche.

Considerazioni Culturali e Sociali

- Il capitolo riconosce anche l'importanza delle considerazioni culturali e sociali nella dieta. Vengono forniti suggerimenti su come integrare le pratiche alimentari culturali o le tradizioni familiari nella dieta cheto carnivora.
- Si discute di come gestire le situazioni sociali, come cene o festività, mantenendo un equilibrio tra il rispetto delle proprie scelte dietetiche e la partecipazione agli eventi sociali e culturali.

Mantenere una Visione Olistica

Oltre a focalizzarsi sull'alimentazione, si incoraggia a considerare altri aspetti della salute come l'esercizio fisico, il sonno, la gestione dello stress e le relazioni sociali come parti integranti di uno stile di vita sano.

Nell'idea 5 del capitolo 14, "Creare una Rete di Supporto e Comunità", si esplora l'importanza di costruire e mantenere una rete di supporto solida mentre si segue la dieta cheto carnivora. Questa sezione del libro riconosce che, sebbene la responsabilità individuale sia cruciale, il supporto di una comunità può avere un impatto significativo sul successo e sulla sostenibilità a lungo termine della dieta. Qui, vengono forniti suggerimenti pratici e strategie per aiutare i lettori a trovare, costruire e sfruttare le risorse della comunità per rafforzare il loro impegno e successo nella dieta.

Collegarsi con Altri Seguaci della Dieta Cheto Carnivora

Il libro suggerisce di cercare gruppi online, come forum, pagine social o blog, dove persone che seguono la dieta cheto carnivora condividono esperienze, ricette, consigli e sfide. Questi spazi possono offrire un senso di appartenenza e una fonte preziosa di informazioni e motivazione.

Partecipare a gruppi locali o eventi legati alla dieta cheto carnivora può anche essere un ottimo modo per incontrare altre persone che condividono obiettivi simili e scambiare consigli e supporto faccia a faccia.

Creare o Partecipare a Gruppi di Supporto

I lettori sono incoraggiati a considerare la creazione o la partecipazione a gruppi di supporto locali. Questi gruppi possono riunirsi regolarmente per condividere pasti, discutere progressi e sfide, e offrire supporto emotivo e motivazionale.

Gruppi di supporto possono anche organizzare attività come lezioni di cucina, sessioni di esercizio congiunte o incontri informativi con esperti della salute.

Coinvolgimento di Familiari e Amici

Il capitolo suggerisce di coinvolgere familiari e amici nel proprio percorso con la dieta cheto carnivora. Questo può includere la condivisione di informazioni sulla dieta, la preparazione di pasti cheto insieme o la richiesta di supporto per mantenere le scelte alimentari in situazioni sociali.

Avere il supporto di persone care può fornire un significativo incentivo emotivo e può aiutare a rendere la dieta una parte più integrata della vita quotidiana.

Condividere e Celebrare i Successi

Condividere i propri successi e progressi con la comunità può essere estremamente gratificante. Celebrare traguardi, sia grandi che piccoli, non solo aumenta la motivazione personale, ma può anche ispirare e incoraggiare gli altri nella loro dieta.

Si incoraggia anche a condividere le sfide e le lezioni apprese, offrendo un'opportunità per ricevere feedback, consigli e incoraggiamento dalla comunità.

Supporto Professionale e Gruppi Specializzati

Per coloro che cercano un supporto più specializzato, il libro suggerisce di cercare professionisti della salute, come nutrizionisti o medici, che hanno esperienza con la dieta cheto carnivora.

Inoltre, esistono gruppi e comunità specializzati per specifiche esigenze o sfide, come gruppi per la gestione del diabete, perdita di peso o performance atletica, che possono fornire supporto e risorse mirate.

Utilizzo dei Social Media

I social media possono essere una risorsa inestimabile per collegarsi con una comunità più ampia. Seguire influencer, gruppi o pagine dedicate alla dieta cheto carnivora può offrire una fonte continua di ispirazione, idee per i pasti e consigli pratici.

Condividere la propria esperienza sui social media può anche aiutare a trovare e connettersi con persone che hanno obiettivi e sfide simili, creando una rete di supporto virtuale.

Partecipare a Eventi e Workshop

Partecipare a eventi, seminari o workshop relativi alla dieta cheto carnivora può non solo fornire conoscenze aggiuntive, ma anche l'opportunità di incontrare altri seguaci della dieta di persona. Questi eventi possono variare da fiere sulla salute a incontri di cucina o seminari educativi.

Queste attività offrono anche l'opportunità di imparare da esperti e ottenere nuove prospettive sulla dieta.

Costruire una Rete Locale

Oltre ai gruppi online, costruire una rete di supporto locale può essere estremamente benefico. Questo può includere l'organizzazione o la partecipazione a incontri di gruppo, pasti condivisi o attività di gruppo con persone della propria zona che seguono la dieta cheto carnivora.

Una rete locale può offrire un supporto più personalizzato e la possibilità di condividere risorse come negozi, ristoranti e prodotti locali cheto-friendly.

Ricerca di Mentori o Coach

Per coloro che cercano un supporto più diretto e personalizzato, cercare un mentore o un coach che abbia esperienza nella dieta cheto carnivora può essere utile. Questi individui possono offrire guida, accountability e consigli personalizzati basati sulla loro esperienza e conoscenza.

Questa relazione può essere particolarmente utile per coloro che sono nuovi alla dieta o che si trovano ad affrontare sfide particolari.

Condivisione di Esperienze e Risorse

La condivisione di risorse, come ricette, articoli, studi scientifici o semplici suggerimenti quotidiani, può essere un modo potente per sostenersi a vicenda. Questo scambio di informazioni può aiutare a mantenere la dieta interessante e gestibile.

Partecipare a discussioni di gruppo o forum può anche offrire nuove idee e soluzioni a sfide comuni che molti seguaci della dieta cheto carnivora possono affrontare.

Sostegno Emotivo

Non meno importante, il capitolo sottolinea l'importanza del supporto emotivo. Sentirsi capiti e sostenuti può avere un impatto significativo sulla capacità di rimanere fedeli alla dieta e di superare gli ostacoli.

Condividere le proprie lotte e successi può aiutare a creare legami più profondi all'interno della comunità, offrendo allo stesso tempo conforto e comprensione.

Che si tratti di connettersi online, partecipare a eventi, cercare mentori o semplicemente condividere esperienze con amici e familiari, avere una solida rete di supporto può essere un fattore cruciale nel raggiungimento e nel mantenimento dei propri obiettivi dietetici e di salute.

15. Guardando al Futuro

Il capitolo "Guardando al Futuro" del libro "Dieta Cheto Carnivora per Principianti" chiude la guida con uno sguardo prospettico e incoraggiante sul percorso della dieta cheto carnivora. Questa sezione è progettata per ispirare i lettori a pensare oltre le immediate sfide e successi della dieta, invitandoli a considerare come questo stile di vita possa influenzare positivamente il loro futuro a lungo termine. Qui, si esplorano le potenziali evoluzioni della dieta, i progressi nella ricerca e le possibili innovazioni nel campo della nutrizione cheto carnivora.

Si discute di come mantenere l'impegno e la passione per la dieta cheto carnivora nel corso del tempo, sottolineando l'importanza di continuare a imparare, esplorare e adattarsi. I lettori sono incoraggiati a rimanere curiosi e aperti a nuove scoperte scientifiche e tendenze dietetiche, mantenendo al contempo un approccio critico e informato.

Questo capitolo affronta anche il tema dell'evoluzione personale lungo il viaggio con la dieta cheto carnivora. Si pone l'accento sulla crescita personale, non solo in termini di salute fisica, ma anche di benessere emotivo e mentale. I lettori sono incoraggiati a riflettere su come la loro visione della salute, del cibo e del benessere sia cambiata e come potrebbe continuare a evolversi.

Inoltre, "Guardando al Futuro" tratta l'importanza di condividere le proprie esperienze e conoscenze con gli altri, sottolineando come ogni individuo possa diventare un ambasciatore della dieta cheto carnivora. Condividere storie di successo, sfide superate e lezioni apprese può ispirare e motivare altri a intraprendere o continuare il loro percorso con la dieta. Il capitolo chiude con un messaggio di ottimismo e incoraggiamento. I lettori sono spronati a guardare al futuro con fiducia, armati delle conoscenze, delle esperienze e della rete di supporto che hanno costruito. "Guardando al Futuro" è un invito a considerare il viaggio con la dieta cheto carnivora non come una moda passeggera, ma come una componente chiave di uno stile di vita sano e soddisfacente che continuerà a evolversi e ad arricchire la vita dei lettori.

Integrazione di Nuove Ricerche e Scoperte Scientifiche

Si discute di come la ricerca continua a fornire nuove informazioni sulle diete a basso contenuto di carboidrati e ad alto contenuto di grassi. Si prevede che studi futuri potrebbero portare a un'ulteriore comprensione dei meccanismi alla base della dieta cheto carnivora e dei suoi effetti sul corpo umano.

Il capitolo esplora la possibilità che nuove scoperte possano portare a aggiustamento raffinamenti nella dieta, per esempio, nella gestione dei rapporti di macro-nutrienti o nell'integrazione di specifici nutrienti.

Evoluzione dei Prodotti Alimentari e delle Opzioni di Consumo

Con l'aumento della popolarità della dieta cheto carnivora, si prevede un'espansione del mercato dei prodotti cheto-compatibili. Ciò potrebbe includere un'ampia varietà di alimenti confezionati, snack e sostituti dei pasti che aderiscono ai principi della dieta, offrendo maggiore convenienza e varietà ai seguaci della dieta.

Si esplora anche come le innovazioni nel settore alimentare, come lo sviluppo di carni coltivate in laboratorio o di alternative sostenibili, potrebbero influenzare la dieta cheto carnivora, offrendo nuove opzioni che rispettano sia la salute che l'etica ambientale.

Impatto della Tecnologia e delle App di Monitoraggio

Si prevede che la tecnologia continuerà a giocare un ruolo cruciale nel supportare coloro che seguono la dieta cheto carnivora. App per il monitoraggio dei pasti, sensori per la misurazione dei livelli di chetoni e altre tecnologie indossabili potrebbero diventare strumenti sempre più sofisticati per aiutare i seguaci della dieta a monitorare e ottimizzare il loro regime alimentare.

Il capitolo suggerisce che l'intelligenza artificiale e l'analisi dei dati potrebbero fornire insights personalizzati, permettendo una personalizzazione ancora maggiore della dieta in base alle risposte individuali.

Focus Crescente su Sostenibilità e Responsabilità

Con una maggiore consapevolezza globale sull'ambiente e sulla sostenibilità, si prevede che questi temi diventino sempre più centrali anche nella dieta cheto carnivora. Ciò potrebbe tradursi in una maggiore enfasi sulla provenienza etica e sostenibile degli alimenti, comprese le pratiche di allevamento responsabile e la scelta di prodotti locali.

Il capitolo esplora come i seguaci della dieta possano diventare sempre più consapevoli dell'impatto ambientale delle loro scelte alimentari e di come questo possa influenzare le tendenze future della dieta.

Personalizzazione Basata su Genetica e Biometria

Si anticipa che il futuro potrebbe vedere un aumento nell'uso di dati genetici e biometrici per personalizzare la dieta cheto carnivora in base alle esigenze individuali. Test genetici e analisi biometriche potrebbero fornire insights dettagliati sulle risposte del corpo a certi tipi di cibo, permettendo una personalizzazione ancora più precisa della dieta.

Questo approccio personalizzato potrebbe aiutare a ottimizzare i benefici della dieta cheto carnivora per la salute, la performance e la gestione del peso, rendendola più efficace per ogni individuo.

Avanzamenti nella Comprensione del Microbioma

Con la ricerca in corso sul microbioma intestinale, si prevede che il ruolo di questo aspetto nella dieta cheto carnivora diventerà sempre più importante. La comprensione di come la dieta influenzi il microbioma e viceversa potrebbe portare a raccomandazioni dietetiche più specifiche e a potenziali aggiustamenti per migliorare la salute intestinale e generale.

Questi progressi potrebbero anche portare a nuove strategie per mitigare alcuni degli effetti collaterali iniziali della dieta, come il disagio gastrointestinale, personalizzando l'approccio dietetico in base alla flora intestinale individuale.

Integrazione di Approcci Olistici

Si anticipa che ci sarà un maggiore focus sull'integrazione della dieta cheto carnivora con altri aspetti di uno stile di vita sano. Questo potrebbe includere la combinazione della dieta con pratiche di mindfulness, esercizio fisico regolare e tecniche di gestione dello stress per un approccio più olistico al benessere.

Questo approccio integrato può aiutare a garantire che i benefici della dieta vengano ottimizzati e che il benessere complessivo sia migliorato.

Crescita della Comunità e delle Risorse Educative

Man mano che la popolarità della dieta cheto carnivora continua a crescere, è probabile che si espanda anche la comunità di supporto. Ciò potrebbe includere la formazione di più gruppi online e offline, l'organizzazione di eventi e conferenze e la pubblicazione di più risorse educative, come libri, video e corsi.

Questa crescita della comunità può fornire maggiore supporto, condivisione di esperienze e opportunità educative per coloro che seguono o sono interessati alla dieta.

Responsabilità e Sostenibilità

Infine, si prevede che la sostenibilità e la responsabilità ambientale giocheranno un ruolo sempre più importante nelle scelte alimentari. Questo potrebbe significare una maggiore enfasi sulla selezione di prodotti animali da fonti sostenibili, etiche e a impatto ambientale ridotto.

La comunità cheto carnivora potrebbe diventare un promotore attivo di pratiche alimentari sostenibili, contribuendo a una visione più equilibrata e responsabile del consumo di prodotti animali.

Ci concentriamo sulle continue scoperte scientifiche e sulle innovazioni tecnologiche che stanno influenzando e plasmando il mondo della dieta cheto carnivora. Questo capitolo del libro esplora come le nuove ricerche e le tecnologie emergenti stanno ampliando la nostra comprensione della dieta e offrendo nuovi strumenti e approcci per ottimizzare la salute e il benessere.

- **Avanzamenti nella Ricerca Nutrizionale**

Il capitolo delinea come la ricerca nutrizionale sta continuando a svilupparsi, con studi più approfonditi sugli effetti specifici della dieta cheto carnivora sul corpo umano. Ciò include la comprensione di come vari nutrienti influenzino la salute a livello molecolare e cellulare.

Si discute delle ricerche in corso che indagano l'impatto della dieta sulla prevenzione e gestione di malattie croniche, come il diabete, le malattie cardiovascolari e neurodegenerative.

- **Tecnologie Indossabili e App di Monitoraggio**

Il libro esplora l'impiego crescente di tecnologie indossabili e app per il monitoraggio della dieta e della salute. Questi strumenti stanno diventando sempre più sofisticati, offrendo monitoraggio in tempo reale di vari parametri come i livelli di chetoni, la glicemia, e persino il metabolismo basale.

Queste tecnologie consentono ai seguaci della dieta cheto carnivora di ottenere feedback immediati sulle loro scelte alimentari e di aggiustare la loro dieta in modo più preciso in base ai dati raccolti.

- **Sviluppi nella Personalizzazione della Dieta**

La ricerca sta anche esplorando come la genetica e il microbioma individuale possano influenzare la risposta alla dieta cheto carnivora. Il libro discute come, in futuro, potremmo vedere piani dietetici personalizzati basati su analisi genetiche e sulla composizione del microbioma intestinale.

Questo livello di personalizzazione potrebbe permettere di ottimizzare la dieta per il massimo beneficio individuale, riducendo potenziali effetti collaterali e migliorando l'efficacia generale.

- **Integrazione della Dieta con Altre Terapie**

Si prevede che la dieta cheto carnivora possa essere sempre più integrata con altre forme di terapia e approcci olistici alla salute. Questo potrebbe includere la combinazione della dieta con pratiche come la meditazione, l'esercizio fisico personalizzato, e tecniche di gestione dello stress.

Il libro esplora come queste combinazioni terapeutiche possano offrire un approccio più completo alla salute e al benessere.

- **Sviluppi nel Settore Alimentare**

Con la crescente popolarità della dieta cheto carnivora, si prevede un aumento dell'innovazione nel settore alimentare. Ciò potrebbe includere lo sviluppo di nuovi prodotti alimentari cheto-compatibili, miglioramenti nella qualità e nella varietà degli alimenti disponibili, e maggiore accessibilità a opzioni alimentari cheto carnivore.

Queste innovazioni nel settore alimentare possono rendere la dieta più accessibile, varia e piacevole per un ampio pubblico.

- **Progressi nel Campo della Scienza Nutrizionale**

Il capitolo esplora gli ultimi sviluppi nella scienza nutrizionale, in particolare quelli che riguardano la dieta cheto carnivora. Si discute di come le ricerche attuali stanno approfondendo la nostra comprensione del metabolismo dei grassi e del ruolo dei chetoni nel corpo.

Si esamina anche l'impatto della dieta sulla prevenzione e il trattamento di condizioni metaboliche, mettendo in luce nuovi studi che suggeriscono potenziali benefici nel controllo di condizioni come l'obesità e il diabete di tipo 2.

- **L'Impatto della Tecnologia sulla Gestione della Dieta**

Il libro considera l'impatto delle tecnologie emergenti, come le app per il monitoraggio dei nutrienti e le piattaforme di intelligenza artificiale, che possono aiutare i lettori a seguire la dieta più efficacemente. Queste tecnologie offrono modi innovativi per tracciare l'assunzione di cibo, monitorare i parametri di salute e ricevere feedback personalizzati.

Si discute di come la realtà aumentata e le app basate sull'intelligenza artificiale potrebbero in futuro offrire esperienze dietetiche personalizzate ancora più avanzate.

- **Integrazione con Altre Pratiche di Salute e Benessere**

Si prevede una crescente integrazione della dieta cheto carnivora con altre pratiche di salute e benessere. Questo può includere l'uso di tecniche di mindfulness, yoga, o esercizio fisico per migliorare non solo la salute fisica, ma anche il benessere mentale ed emotivo.

Il capitolo esplora l'idea di un approccio più olistico alla salute, dove la dieta è solo un aspetto di uno stile di vita equilibrato e salutare.

- **Implicazioni di Ricerche Future e Studi Clinici**

Si discute delle implicazioni delle ricerche future e degli studi clinici sulla dieta cheto carnivora, anticipando come i risultati potrebbero influenzare le linee guida nutrizionali e le raccomandazioni dietetiche.

Si esamina il potenziale per nuove scoperte nel campo della prevenzione e gestione delle malattie attraverso la dieta, nonché le potenziali applicazioni terapeutiche della cheto carnivora in contesti clinici.

- **Sostenibilità e Impatto Ambientale**

Infine, il libro considera il ruolo della sostenibilità nella dieta cheto carnivora, discutendo come le scelte alimentari possano essere allineate con pratiche ambientali responsabili. Questo include l'esplorazione di fonti di cibo sostenibili e la considerazione dell'impatto ambientale della produzione alimentare.

Si prevede che la crescente consapevolezza sull'impatto ambientale della dieta possa portare a un maggiore interesse per fonti di carne e prodotti animali prodotti in modo etico e sostenibile.

Con le continue innovazioni, la ricerca avanzata e un approccio olistico alla salute e alla sostenibilità, i lettori possono aspettarsi di navigare in un paesaggio in evoluzione di opzioni nutrizionali, benefici per la salute e pratiche sostenibili.

Nell'idea 3 del capitolo 15, il libro invita i lettori a considerare l'impatto prolungato che la dieta cheto carnivora può avere sulla loro vita. Questa sezione incoraggia una riflessione profonda sulle trasformazioni che la dieta può indurre non solo a livello fisico, ma anche sul benessere mentale, emotivo e sulla qualità della vita nel suo insieme. È un invito a guardare oltre i benefici immediati e a pensare a come questa scelta di stile di vita possa influenzare il futuro a lungo termine.

1. Salute e Benessere a Lungo Termine

I lettori sono incoraggiati a riflettere su come la dieta cheto carnivora abbia influenzato la loro salute generale e il benessere a lungo termine. Si esplora l'idea di come cambiamenti nella dieta possano avere effetti duraturi sulla prevenzione di malattie croniche, sulla gestione del peso e sulla vitalità generale.

Si discute dell'importanza di valutare periodicamente l'efficacia della dieta nel tempo, adattandola alle mutevoli esigenze del corpo man mano che si invecchia.

2. Impatto Psicologico e Emotivo

Questa sezione del libro invita i lettori a considerare l'impatto psicologico e emotivo della dieta cheto carnivora. Si riflette su come la dieta possa influenzare il rapporto con il cibo, l'immagine corporea, la fiducia in sé stessi e il benessere emotivo.

Si esplora anche come la disciplina e la dedizione richieste dalla dieta possano trasferirsi in altri aspetti della vita, portando a un maggiore controllo e consapevolezza delle proprie scelte e comportamenti.

3. Relazioni Sociali e Stile di Vita

Viene posta attenzione sull'impatto della dieta sulle relazioni sociali e sullo stile di vita. I lettori sono incoraggiati a riflettere su come la loro scelta dietetica si integra nella vita sociale e familiare e su come gestire eventuali sfide che emergono in questo contesto.

Si discute di come adattarsi e mantenere la dieta in situazioni diverse, come viaggi, occasioni speciali e interazioni quotidiane, e di come queste esperienze possono arricchire la comprensione e l'approccio alla dieta.

4. Crescita Personale e Autorealizzazione

Questo capitolo invita i lettori a riflettere sulla crescita personale e sull'autorealizzazione che possono derivare dal seguire la dieta cheto carnivora. Si considera come la dedizione a uno stile di vita sano possa contribuire a un senso generale di realizzazione e autostima.

Si incoraggia a esaminare come i cambiamenti alimentari possano influenzare le prospettive di vita, le priorità e gli obiettivi personali, portando a una maggiore consapevolezza e soddisfazione personale.

5. Sostenibilità e Adattabilità Futura

Infine, si riflette sulla sostenibilità a lungo termine della dieta cheto carnivora come stile di vita. Si considera come la dieta possa evolvere con il tempo per rimanere allineata con le esigenze personali, le scoperte scientifiche e le tendenze sociali.

Si esplora l'importanza di rimanere flessibili e aperti all'adattamento, accogliendo i cambiamenti nella scienza della nutrizione, nelle proprie esigenze fisiche e nelle circostanze di vita.

6. Sviluppo di Abitudini Sostenibili

Il libro mette in luce l'importanza di sviluppare abitudini alimentari sostenibili che possono essere mantenute nel tempo. Si discute di come la dieta cheto carnivora, con la sua enfasi sulla qualità degli alimenti e sul consumo consapevole, possa contribuire a formare un approccio più sano e olistico al cibo.

Si esplora l'idea che, adottando e mantenendo abitudini alimentari sane, gli individui possono beneficiare di una migliore salute a lungo termine, prevenendo malattie e migliorando la qualità della vita.

7. Riflessione sul Rapporto con il Cibo

La sezione invita i lettori a riflettere sul loro rapporto con il cibo e su come questo sia cambiato con la dieta cheto carnivora. Si considera come la dieta possa aiutare a rompere cicli di alimentazione emotiva o abitudini alimentari malsane, portando a una maggiore consapevolezza e controllo.

Si discute di come la dieta cheto carnivora possa cambiare la percezione del cibo da semplice fonte di piacere a nutrimento essenziale per il corpo, favorendo scelte alimentari più consapevoli e salutari.

8. Impatti sulla Salute Mentale e Fisica

Viene analizzato come la dieta cheto carnivora possa avere effetti benefici sulla salute mentale, inclusi miglioramenti nella chiarezza mentale, nella concentrazione e nella stabilità dell'umore.

Si esamina anche l'impatto a lungo termine della dieta sulla salute fisica, come la riduzione del rischio di malattie croniche, un miglioramento nella composizione corporea e livelli di energia più elevati.

9. Esplorazione del Proprio Potenziale

Il capitolo incoraggia i lettori a vedere la dieta cheto carnivora come un mezzo per esplorare e realizzare il proprio potenziale. Si considera come il miglioramento della salute e del benessere possa aprire nuove opportunità nella vita, come la capacità di impegnarsi in attività che prima erano fuori dalla portata o di perseguire nuovi obiettivi personali e professionali.

Si discute dell'importanza di utilizzare la dieta come un trampolino di lancio per un approccio più ampio alla crescita personale e all'autorealizzazione.

10. Prospettiva sul Cambiamento del Proprio Stile di Vita

Infine, questo capitolo invita i lettori a considerare come la dieta cheto carnivora sia più di una semplice scelta alimentare; è un cambiamento dello stile di vita che può influenzare positivamente molti aspetti della loro esistenza.

Si riflette sull'importanza di abbracciare questa scelta come parte di un percorso più ampio verso il benessere, l'equilibrio e una vita più soddisfacente e appagante. Questa riflessione aiuta a riconoscere che la dieta è più di una serie di scelte alimentari; è un viaggio che coinvolge il corpo, la mente e lo spirito, con il potenziale di trasformare la salute e la vita in modi profondi e duraturi.

Il libro approfondisce l'importanza di continuare ad accrescere la consapevolezza e l'istruzione sulla dieta cheto carnivora e sui temi correlati alla salute e al benessere. Questa sezione enfatizza che, mentre la pratica individuale della dieta è cruciale, altrettanto importante è l'approfondimento delle conoscenze e la condivisione di queste con una comunità più ampia. L'obiettivo è di creare un movimento informato e consapevole che possa influenzare positivamente non solo la propria vita ma anche quella degli altri.

1. **Continuo Apprendimento Personale**

Il libro incoraggia i lettori a rimanere sempre studenti della dieta cheto carnivora e della nutrizione in generale. Questo include rimanere aggiornati con le ultime ricerche, leggere libri, partecipare a webinar e seminari, e ascoltare esperti nel campo.

Si discute dell'importanza di comprendere non solo le linee guida dietetiche, ma anche il modo in cui vari alimenti influenzano il corpo, le migliori pratiche per mantenere un equilibrio nutrizionale, e le interazioni tra dieta, esercizio fisico e salute mentale.

2. **Condivisione della Conoscenza**

Il capitolo sottolinea l'importanza di condividere le proprie conoscenze e esperienze con gli altri. Questo può includere la partecipazione a forum online, la creazione di un blog o un canale di social media, o semplicemente parlando della dieta con amici e familiari.

Si discute di come la condivisione delle informazioni possa non solo aiutare gli altri, ma anche rafforzare la propria comprensione e impegno per la dieta.

3. **Promuovere la Consapevolezza sulla Salute**

Viene enfatizzata l'importanza di promuovere una maggiore consapevolezza sulla salute a livello comunitario e sociale. Questo può includere l'organizzazione o la partecipazione a eventi informativi, campagne di sensibilizzazione o programmi di educazione alla salute.

Si considera come la diffusione di informazioni accurate sulla dieta cheto carnivora possa contribuire a sfatare miti comuni e a incoraggiare scelte di vita più sane all'interno della comunità più ampia.

4. Collaborazione con Professionisti della Salute

Il libro suggerisce di cercare opportunità per collaborare con professionisti della salute per diffondere consapevolezza e educazione. Ciò può includere lavorare con nutrizionisti, medici e altri esperti per creare materiali informativi, seminari o workshop.

Si discute di come la collaborazione tra la comunità cheto carnivora e i professionisti della salute possa portare a una maggiore accettazione e comprensione della dieta nel mainstream medico e nutrizionale.

5. Educazione Come Strumento di Empowerment

Il capitolo presenta l'educazione come uno strumento di empowerment. Avere una solida base di conoscenze permette ai lettori di fare scelte informate per la propria salute, di rispondere efficacemente alle critiche e di influenzare positivamente gli altri nel loro percorso di salute.

Si sottolinea che, attraverso l'educazione, si possono creare cambiamenti significativi non solo nella propria vita, ma anche nel benessere della comunità più ampia.

6. Sviluppo di Materiale Educativo

Si suggerisce ai lettori di contribuire allo sviluppo e alla diffusione di materiale educativo sulla dieta cheto carnivora. Questo può includere la creazione di guide, opuscoli informativi, video tutorial, o persino corsi online che possono aiutare a rendere la dieta più accessibile e comprensibile a un pubblico più ampio.

Il capitolo incoraggia a utilizzare vari canali, come social media, blog, o piattaforme di video sharing, per raggiungere un pubblico diversificato e condividere informazioni utili e motivate scientificamente.

7. Organizzazione di Eventi Comunitari

Il libro suggerisce di organizzare o partecipare a eventi comunitari come fiere sulla salute, incontri di gruppo, o sessioni di cucina dal vivo. Questi eventi possono servire come piattaforme per educare le persone sulla dieta cheto carnivora, mostrando praticamente come può essere implementata nella vita quotidiana.

Si discute anche dell'importanza di creare spazi inclusivi e accoglienti dove le persone possono sentirsi a loro agio nel fare domande e condividere le proprie esperienze.

8. Coinvolgimento in Iniziative di Ricerca

I lettori vengono incoraggiati a partecipare attivamente in iniziative di ricerca, sia come partecipanti a studi clinici che contribuendo alla raccolta di dati sulla dieta cheto carnivora. Questo può aiutare a fornire una base di evidenza più solida sui benefici e le sfide della dieta.

Si considera come il coinvolgimento diretto in ricerche possa non solo fornire insights preziosi per la comunità scientifica, ma anche offrire ai partecipanti una comprensione più profonda della dieta e del suo impatto.

9. Promozione di uno Stile di Vita Sano

Oltre alla sola dieta, il libro enfatizza l'importanza di promuovere un approccio olistico alla salute che includa esercizio fisico regolare, gestione dello stress e un sonno adeguato. Si suggerisce di condividere informazioni su come un approccio olistico possa migliorare ulteriormente i benefici della dieta cheto carnivora.

Si esplora come la condivisione di storie di successo personali e di testimonianze possa ispirare gli altri a prendere in considerazione un cambiamento verso uno stile di vita più sano.

10. Networking e Collaborazione

Infine, il capitolo suggerisce di stabilire reti di contatti e collaborare con altri appassionati della dieta cheto carnivora, esperti di salute, nutrizionisti e influencer nel campo del benessere. Creando una rete di supporto, si possono condividere risorse, idee e strategie per promuovere una maggiore consapevolezza e accettazione della dieta.

Si discute di come attraverso la collaborazione e la condivisione delle conoscenze, si possa avere un impatto più ampio e contribuire a un cambiamento positivo nella percezione della salute e della nutrizione nella società. Attraverso l'educazione, la condivisione delle conoscenze e la partecipazione attiva nella comunità, i lettori possono aiutare a diffondere un messaggio positivo e influente sulla salute e il benessere.

Si invita i lettori a considerare il loro viaggio con la dieta cheto carnivora, riflettendo su come le loro vite siano cambiate da quando hanno iniziato. Si esplora l'importanza di riconoscere i cambiamenti non solo fisici, ma anche mentali ed emotivi che sono avvenuti. Si discute della crescita personale che deriva dal dedicarsi a un regime alimentare così disciplinato e come questa esperienza possa aver rafforzato altre aree della loro vita.

Il libro incoraggia i lettori a celebrare i loro successi, indipendentemente dalle loro dimensioni. Si sottolinea che ogni passo verso una migliore salute e benessere è un traguardo degno di essere riconosciuto. Si considera l'importanza di apprezzare il viaggio stesso, non solo i risultati finali, e di riconoscere il duro lavoro e la dedizione che sono stati necessari.

Si riflette sulle lezioni apprese durante il viaggio con la dieta cheto carnivora. Questo può includere intuizioni su come il corpo reagisce a diversi cibi, su come gestire le tentazioni e le sfide, e su come mantenere l'equilibrio e la flessibilità nella dieta. Si discute della crescita continua, sottolineando che il percorso verso la salute e il benessere è un viaggio continuo, non una destinazione. Si invita i lettori a rimanere aperti a nuove conoscenze, esperienze e ad adattarsi ai cambiamenti che la vita può portare.

La sezione finale del libro è un invito a guardare al futuro con ottimismo e speranza. Si incoraggia i lettori a fissare nuovi obiettivi e sfide per sé stessi, sia all'interno della dieta cheto carnivora che in altre aree della loro vita. Si discute di come le abilità, le conoscenze e la resilienza acquisite attraverso l'esperienza con la dieta possano essere applicate per raggiungere nuovi traguardi e superare le sfide future.

Capitolo invita i lettori a considerare come possono contribuire alla comunità e al benessere collettivo. Si sottolinea l'importanza di condividere le proprie esperienze, conoscenze e ispirazione con gli altri, e di supportare coloro che stanno iniziando o continuando il loro percorso con la dieta cheto carnivora.

Si riflette sul potere della condivisione e del supporto reciproco, e su come ogni individuo possa giocare un ruolo nel promuovere una società più sana e consapevole. Il libro invita i lettori a fare un passo indietro e a riconoscere il cambiamento personale che hanno vissuto. Si riflette su come le scelte e le abitudini alimentari influenzino profondamente non solo la salute fisica, ma anche la stabilità emotiva, la chiarezza mentale e l'auto percezione.

Si considera l'importanza di riconoscere questi cambiamenti, grandi o piccoli, e di valutarli non solo in termini di risultati tangibili, ma anche come parte di un viaggio di crescita personale. Questa sezione del libro affronta l'importanza di imparare dalle sfide e dagli ostacoli incontrati lungo il percorso. Si discute di come ogni difficoltà o fallimento possa essere visto come un'opportunità di apprendimento e crescita.

Si invita i lettori a riflettere sulle sfide che hanno superato e su come queste esperienze li abbiano resi più forti, più saggi e più capaci di affrontare le avversità future. La sezione finale del libro sottolinea l'importanza della condivisione e dell'ispirazione. Si incoraggia i lettori a condividere le loro storie e lezioni apprese con altri, sia all'interno della comunità cheto carnivora che con un pubblico più ampio.

Si riflette su come, condividendo le proprie esperienze, si possa non solo aiutare gli altri nel loro viaggio, ma anche rafforzare la propria comprensione e impegno per questo stile di vita. Il capitolo incoraggia i lettori a guardare al futuro con una mentalità proattiva. Si discute di come fissare nuovi obiettivi, esplorare nuove opportunità e continuare a educarsi possa mantenere viva la passione e l'interesse per la dieta cheto carnivora. Si considera l'importanza di rimanere aperti e flessibili ai cambiamenti, pronti ad adattarsi e a crescere in risposta alle nuove scoperte e esperienze. Infine, il libro chiude con un invito alla crescita continua. Si ricorda ai lettori che la dieta cheto carnivora non è solo un regime alimentare, ma può essere un percorso di trasformazione che tocca ogni aspetto della vita. Si invita i lettori a continuare a esplorare, a sperimentare e a costruire su ciò che hanno imparato, mantenendo una mente aperta e un cuore curioso nel loro viaggio continuo verso la salute, il benessere e la soddisfazione personale.